中医经典文库

冷庐医话

清·陆以湉 著

张向群 校注

中国中医药出版社

·北 京·

图书在版编目（CIP）数据

冷庐医话/（清）陆以湉著；张向群校注．—北京：中
国中医药出版社，2007.4（2020.10重印）
（中医经典文库）
ISBN 978-7-80089-402-2

Ⅰ.冷…　Ⅱ.①陆…②张…　Ⅲ.医话-清代　Ⅳ.R249.49

中国版本图书馆 CIP 数据核字（96）第 12132 号

中国中医药出版社出版

北京经济技术开发区科创十三街 31 号院二区 8 号楼
邮政编码　100176
传真　010—64405750
保定市西城胶印有限公司印刷
各地新华书店经销

开本 850×1168　1/32　印张 7.75　字数 160 千字
2007 年 4 月第 2 版　2020 年 10 月第 6 次印刷
书号　ISBN 978-7-80089-402-2

定价　26.00 元
网址　www.cptcm.com

社 长 热 线　010—64405720
购 书 热 线　010—89535836
维 权 打 假　010—64405753

微信服务号　zgzyycbs
微商城网址　https://kdt.im/LIdUGr
官方微博　http://e.weibo.com/cptcm
天猫旗舰店网址　https://zgzyycbs.tmall.com

前　言

　　中华医药源远流长，中医药理论博大精深，学说纷呈，流派林立，要想真正理解、弄懂、掌握和运用她，博览、熟读历代经典医籍，深入钻研，精思敏悟是必经之路。古往今来，凡是名医大家，无不是在熟读精研古籍名著，继承前人宝贵经验的基础上，厚积薄发、由博返约而成为一代宗师的。

　　故此，老一辈中医药专家都在各种场合呼吁"要加强经典学习"；"经典是基础，传承是关键"。国家有关行政部门也非常重视，在《国家中长期科学和技术发展规划纲要（2006～2020）》中就明确将"中医药传承与创新"确立为中医药领域的优先主题，国家中医药管理局启动了"优秀中医临床人才研修项目"，提出了"读经典，做临床"的口号。我们推出这套《中医经典文库》，也正是为了给广大中医学子阅读中医经典提供一套系统、精良、权威，经得起时代检验的范本，以倡导研读中医经典之风气，引领中医学子读经典、用经典，为提高中医理论和临床水平打牢根基。

　　本套丛书具有以下特点：①书目权威：丛书书目先由全国中医各学科的学科带头人、一流专家组成的专家指导委员会论证、筛选，然后经专家顾问委员会审核、确定，均为中医各学科学术性强、实用价值高，并被历代医家推崇的代表性著作，具有很强的权威性；②版本精善：在现存版本中精选其中的最善者作为底本，让读者读到最好的版本；③校勘严谨：聘请具有深厚中医药理论功底、熟谙中医古籍文献整理的专家、学者精勘细校，最大限度地还原古籍的真实面貌，确保点校的高质量。

　　在丛书出版之际，我们由衷地感谢邓铁涛、朱良春、李经纬、余瀛鳌等顾问委员会的著名老中医、老专家，他们不顾年

迈，热情指点，让我们真切感受到老一辈中医药工作者对中医
药事业的拳拳挚爱之心；我们还要感谢专家指导委员会的各位
专家和直接参与点校整理的专家，他们不辞辛苦，兢兢业业，
一丝不苟，让我们充分领略到中医专家的学者风范。这些都将
激励我们更加努力，不断进取，为中医药事业的发展贡献出更
多无愧于时代的好作品。

中国中医药出版社

2007 年 1 月

内 容 提 要

《冷庐医话》为清代医家陆以湉所撰,其一、二两卷论述医务道德、保生慎药和诊法、用药等项,以及古今医家、古今医书足资取法者。卷三至卷五系撷拾历来名医对多种病证的治验医案等,间附己意,加以发明,推究原委,详其利弊,言多中肯。其补编一卷,系民国曹炳章氏就作者所著《冷庐杂识》中有关医事者择要录入,附列编末,使本书更为充实。

此次是以清光绪二十三年(1897)乌程庞氏刊本为底本,以上海卫生出版社铅印本为参校本点校而成,可供学习和研究中医学术参考,颇具启发作用。

校 注 说 明

《冷庐医话》为清代医家陆以湉所撰，是一本笔记体医学论著。陆以湉，字定圃，浙江桐乡人，医术精工，博极群书，识见超人。其研究学识，必穷理索奥，务达其旨，于是随笔记述，而成《冷庐医话》，流传于世，后人评价甚高。又撰《再续名医类案》，但未见刊行。

《冷庐医话》成书于咸丰八年（1858 年），一直以手抄本流传于世，直至光绪二十三年（1897）才首由乌程庞元澂为之付梓刊行。《冷庐医话》原为五卷，其卷一论述医范、医鉴、慎疾、保生、慎药和诊法、用药；卷二评述古今医家及医书；卷三至卷五分门搜集历代名医治案，参以己见。对各类病证的辨证论治推究原委，详其利弊，文笔浅近生动，分析颇有识见。其补编一卷，系民国曹炳章就作者于咸丰五年（1855）所著《冷庐杂识》中有关医学内容择要录入，使本书更显充实。足为学习和研究中医学术的参考，颇具启发作用。

《冷庐医话》问世后，在民间广为流传，刊本较多，在医界影响颇大。这次具体处理方法如下：

一、以清光绪二十三年丁酉（1897）乌程庞氏刊本为底本，以上海卫生出版社铅印本为参校本，点校而成。

二、原书按卷分述，每卷前原均有"冷庐医话"及"清·桐乡·陆以湉定圃氏著"题款，今一并删去。

三、原书方中凡云"右药"、"右煎"者，今均作"上药"、"上煎"。

四、书中的繁体字或异体字均直接改写为标准简化字，对于底本中个别明显错字，予以迳改，不作注释。

五、由于作者所处历史环境，书中也难免夹杂些许迷信色彩，如"禁咒治病法"等篇，内容荒诞，这次整理未予删除，以保留该书原貌。

由于点校者学识浅薄，时间仓促，资料短缺讹误之处，在所难免，敬请不吝指正。

校注者

自　序

　　医理至深，岂易言哉！抑自轩岐以来，代不乏人，既已详且尽矣，又奚待言？矧余小子，学疏识庸，莫究要妙，不亦可已于言乎？虽然，言必穷乎理之奥，则识不能以几及，若惟摭拾闻见，以自达其意之所欲云，又何必不言？于是涉猎之余，随笔载述，聊以自娱，意浅而辞琐，殆所谓言之无文者欤。夫言之不能文，犹之可也，言而或悖于理，则言适足以招尤矣。是用不敢晦匿，求当代君子教正焉。

　　咸丰八年十二月陆以湉书于杭州学廨之冷庐。

冷庐医话目录

冷庐医话补编目录①

---

① 《补编》系据上海卫生出版社铅印本补。此编系曹炳章从《冷庐杂识》中辑出。

冷庐医话

清·陆以湉　著

卷 一

医 范

徐氏《医统》云：古医十四科，中有脾胃科，而今亡之矣。《道藏经》中颇有是说。宋元以来，止用十三科。考《医政》其一为风科，次伤寒科，次大方脉科，次妇人胎产科，次针灸科，次咽喉口齿科，次疮疡科，即今外科。次正骨科，次金镞科，次养生科，即今修养家导引按摩咽纳是也。次祝由科。经曰：移精变气者可祝由而已。即今符咒禳祷道教是也。国朝亦惟取十三科而已，其脾胃一科，终莫之续。《类经》云：医术十三科，曰大方脉，曰妇人，曰伤寒，曰疮疡，曰针灸，曰眼，曰口齿，曰咽喉，曰接骨，曰金镞，曰按摩，曰祝由。今按摩、祝由失其传。二说微不同。而太医院所设十三科，则与《类经》之说同，详见《明史》。余按：近有专业耳科者，是又在诸科之外矣。

钱塘名医金润寰銮珂，治极难险症，从容处之。常云：古之名医者，曰和、曰缓，仓遽奚为耶？此语可

— 1 —

为俗医针砭。

五世之医，北齐有徐之才，元有危亦林，国朝有陈治。华亭人。三世之医，宋张杲、陈自明、倪维德、陆士龙为最著。近代亦多世其业者，青浦北簳山何自元，至今已二十四世矣。

张子和云：古人以医为师，故医之道行。今以医譬奴，故医之道废。有志之士，耻而不学，病者亦不择精粗，一概待之。常见官医迎送长吏，马前唱喏，真可羞也。由是博古通今者少，而师传遂绝。吁！医官马前唱喏，乃以为可羞乎！今之官趋承上司，可羞之端，更有甚于此者，而况于医乎？山阴陈载庵为其邑令治病获瘳，将荐之上司，使为医官于郡中，力辞；将著之勋籍，使弃医而为官，又力辞。此真过人远矣。

医人每享高龄，约略数之，如魏·华佗年百余，吴普九十余，晋·葛洪八十一，北剂·徐之才八十，北周·姚僧垣八十五，许智藏八十，唐·孙思邈百余，甄权百三，孟诜九十三，宋·钱乙八十二，金·李庆嗣八十余，成无己九十余，元·朱震亨七十八，明·戴元礼八十二，汪机七十七，张介宾七十八，近代徐灵胎大椿七十九，叶天士桂八十。盖既精医学，必能探性命之旨，审颐养之宜，而克葆天年也。

叶天士治金某患呕吐者数年，用泄肝安胃药年余

几殆。徐灵胎诊之，谓是蓄饮，为制一方，病立已。
见《徐批临证指南》。薛生白治蔡辅宜夏日自外归，一蹶不
起，气息奄然，口目皆闭，六脉俱沉。少妾泣于傍，
亲朋议后事，谓是痰厥，不必书方，且以独参汤灌。
众相顾莫敢决。有符姓者，常熟人，设医肆于枫桥，
因邀之入视，符曰：中暑也，参不可用，当服清散之
剂。众以二论相反，又相顾莫敢决，其塾师冯在田曰：
吾闻六一散能祛暑邪，盍先试之？皆以为然。即以苇
管灌之，果渐苏。符又投以解暑之剂，病即霍然。见徐
晦堂《听雨轩杂记》。夫叶、薛为一代良医，犹不免有失，
况其他乎？知医之不可为矣。然如符姓，素无名望，
而能治良医误治之疾，则医固不可为而可为也。

震泽吴晓钲茂才剑森，言乾隆间，吴门大疫，郡设
医局以济贫者，诸名医日一造也。有更夫某者，身面
浮肿，遍体作黄白色，诣局求治。薛生白先至，诊其
脉，挥之去，曰：水肿已剧，不治。病者出，而叶天
士至，从肩舆中遥视之，曰：尔非更夫耶？此爇驱蚊
带受毒所致，二剂可已。遂处方与之。薛为之失色，因
有扫叶庄、踏雪斋之举。二人以盛名相轧，盖由于此。
其说得之吴中医者顾某，顾得之其师，其师盖目击云。
徐灵胎《名医不可为论》，谓名医声价甚高，轻证不即
延治，必病势危笃，医皆束手，然后求之。于是望之

甚切，责之甚重，若真能操人生死之权者。如知病之必死，示以死期而辞去，犹可免责。若犹有一线生机，用轻剂以塞责，致病人万无生理，则于心不安；用重剂以背城一战，万一有变，则谤议蜂起，前人误治之责，尽归一人。故名医之治病，较之常医倍难。此盖现身说法，犹为真名医言也。若获虚名之时医，既无实学，又切贪心，凡来求诊，无不诊视。其以重币招致者，临证犹或详慎，邻近里闬之间，寻常酬应，惟求迅速了事，漫不经心。余昔一弟一子，皆为名医误药而卒。弟以灏中秋节玩月眠迟，次日恶寒发热，误谓冒寒，用桂枝、葛根、防风等味，致内陷神昏，不知实伏暑证也。子宝章内风证，误谓外风，而用全蝎、牛黄等味致变。由于匆匆诊视，不暇细审病情也。是以为名医者，当自揣每日可诊几人，限以定数。苟逾此数，令就他医。庶几可从容诊疾，尽心用药，不至误人性命。

《扬州府志》谓郑重光之医，克绍吴普、许叔微之脉，其不在滑寿下。《江都县志》以入"笃行传"，《仪征续志》虽入"方技"，而但以泛辞誉之。太史公为扁鹊司马季主作传，必详述其技，盖人以技传，不详其技，不如不录其人也。其论最合著述之要。近代文人为医家作传，往往以虚辞称扬，不能历叙其治验，即叙治验而不详方案，皆未知纪述之体裁也。

王莳亭先生友亮，作叶天士小传，谓年十二至十八，凡更十七师。闻某人善治某证，即往执弟子礼甚恭，既得其术辄弃去，故能集众美以成名。善哉！转益多师是我师，艺之精不亦宜乎？

《绍兴府志》载山阴金太常兰之祖辂，精保婴术，终身不计财利，不避寒暑，不先富后贫。越俗医家多出入肩舆，辂年八十余，犹步行，曰：吾欲使贫家子稍受半褦惠耳。又山阴孙燮和，志切救世，专精歧黄，就医者不论贫富，详审精密，检阅方书，几废食寝。此皆可以为医者法也。

医非博物，不能治疑难之症，略举二事以证之。粤东吕某女，为后母尹氏所忌，佯爱之，亲为濯衣，潜以樟木磨如粉，入米浆糊女衣袴，女服之瘙痒不止，全身浮突，酷类麻风。延医疗治，经年不瘳。问名者绝踵不至，将送入疯林。吕不忍，复请名医程某治之。程察脉辨色，见其面无浊痕，手搔肌肤不辍，曰：此必衣服有毒所致。令取其衣涤之，浆澄水底，色黄黑而味烈。程曰：樟屑舂粉，坏人肌肉所致，此必为浣衣者所药，非疯也。弃其衣勿服，病自可已。如其言果然。吕询得其情，遂出尹氏。事见《东莞欧苏霭楼剩览》。余戚王氏女，遍体红瘰，痛痒不已，饮食为减。延医视之，以为疮也，治数旬不愈，后延名医张梦庐治之，审

— 5 —

视再四，曰：此必为壁虱所咬，毋庸医也。归阅帐枕等，检弃壁虱无数，果得瘳。

医　鉴

临海洪虞邻《南沙文集》曰：余家有经纪人，劳苦呕血数升，延医视之，用川连、人参、大黄。余诘之曰：既补矣，又泻之，何也？答曰：古方所制者，因秽血未净，故泻之。余曰：是速之死也。亟命勿药，老米粥、厚滋味，令寝食数日，不一旬而强健如故。盖劳苦之人，未尝享有饮食之美，数晨夕之安，得此胜于良药多矣，其愈也固宜。又有舆夫素无疾，忽腰痛肚饱不食，医进以大补药，其夜腰痛益甚，腹大气喘且死。翌日医复视之曰：此中鬼箭也，药物无所施，亟宜禳遣。余叹曰：奈何嫁罪于鬼哉！是中寒伤食者，饮以祛寒化食两大剂，第三日其人抬轿如故。书之以告世之误信庸医者。余谓误信庸医，由于不谙方书，不能不求援于医耳。所可恨者，为医而不深究医理，强作解人，以致误事而不自知也。

吴郡某医，得许叔微《伤寒九十论》，奉为秘本。见其屡用麻黄汤，适治一女子热病无汗，谓是足太阳表证，投以麻黄服之，汗出不止而殒。盖南人少真伤寒，凡热病无汗，以紫苏、葱白、豆豉、薄荷等治之足矣，岂可泥古法乎？

朱子暮年脚气发作，俞梦达荐医士张修之诊视云：须略攻治，去其壅滞，方得气脉流通。先生初难之，张执甚力，遂用其药。初制黄芪、粟壳等，服之小效，遂用巴豆、三棱、莪术等药，觉气快足轻，向时遇食多不下膈之病皆去，继而大腑又秘结，再服温白丸数粒，脏腑通而泄泻不止矣，黄芽、岁丹作大剂投之，皆不效，遂至大故。蔡九峰《梦葬记》详载之。观此知高年人治病，慎不可用攻药也。

祥符县医生胡某，操技精良，当道皆慕名延致。都督某之女，与人私，偶感寒疾，招胡诊之。胡谓此孕脉也。某曰：先生之言信乎？胡曰：非识之真，不敢妄言也。某乃呼女出，以刀剖其腹，视之信然。胡大骇晕仆，良久始苏，归病数月即卒。胡之艺工矣！惜乎其不知顾忌也。先祖秋畦公宰密县时谂知此事，先生祖母顾太孺人恒为以洊言之。

近世医者，能读《内经》鲜矣，更有妄引经语，致成笑端者。如治不得寐，引"半夏秫米汤，覆杯则卧"，云是厌胜之法，令病者服药后覆盏几上，谓可安卧。治脚疔，引"膏粱之变，足生大疔"，以为确征。不知足者，能也，非专指足而言。又有治瘅疟证，以

— 7 —

"阴气先伤，阳气独发"，为《已任编》之言，盖未读《内经》、《金匮》，第见《已任编》有是语耳。疏陋若此，乃皆出于悬壶而知名者也。

医贵专门。歙吴章侯太守端甫攒花《易简良方》中"劝行医说"，言之甚为切至，特录之。古法行医，各有专科。近见悬壶之辈，往往明日出道，今日从师，牌书内、外两师传授，甚至兼治痧痘咽喉。探其根底，一无擅长，不过取门数之多，以博钱财。抑知赋质有限，何能兼善？病者不知，恒被贻误。曾见有人患风痧，医视为漆咬而误用清药。又有患火焰疔者，医视为热疮而误用发散诸品，几致不治。此皆不专门故也，可不慎哉？

苏州曹某，状修伟多髯，医名著一时，而声价自高，贫家延请每不至。巨室某翁有女，待字闺中，因病遣仆延曹，仆素憎曹，绐以女已出嫁，今孕数月矣。吴俗大家妇女避客，医至则于床帏中出手使诊，曹按女脉，漫云是孕，翁大骇异。次日，延医至，使其子伪为女诊之，复云是孕。其子褰帏启袴视之曰："我男也而有孕乎？诬我犹可，诬我妹不可恕也!"叱仆殴之，并饮之以粪，跪泣求免，乃剃其髯，以粉笔涂其面，纵之去。归家谢客，半载不出，声望顿衰。太湖滨疡医谢某，技精药良，而居心贪谲，往往乘人之急以为利。

邻村某农母患疽求治，以其贫拒之，疽溃遂死。某愤甚。谢有拳勇，数十人不能近。某持刀伏稻间，伺其出，突起刺其腰，谢以所制药敷治将痊，怒某之刺己也，呕诉之县，循例抬验，县官揭其衣，用力重，衣开皮裂，冒风复溃而卒。某按律抵罪，后遇赦得生。此二人医术皆良，乃一则以傲败名，一则以贪伤身，皆可为戒，故并志之。

徐灵胎《慎疾刍言》曰：少时见前辈老医，必审贫富而后用药。尤见居心长厚，况是时参价犹贱于今日二十倍，尚如此谨慎，即此等存心，今日已不逮昔人矣。此言真可砭俗，近时所称名医，恒喜用新奇之药，以炫其博，价值之昂不计也。甚至为药肆所饵，凡诊富人疾，必入贵重之品，俾药肆获利，此尤可鄙。

《扬州府志·辨高邮州志》称袁体庵班按脉极捷，以为医之切脉，以审慎为工，捷于按脉，乃市医苟且之为，班断不如是云云。吁！今之医者，鲜不以捷为工，即延医者，亦皆以捷为能，盍深味此言？

南方有割螳螂子之术，小儿蒙其害。徐灵胎《兰台轨范》详辨之，谓即妒乳法，用青黛一钱，元明粉三钱，硼砂一钱，薄荷五分，冰片一分，同研细擦口内两颐，一日四五次。北方有割瘰之术，妇人蒙其害，兼及小儿。吴鞠通《温病条辨杂说》辨之谓：瘰字，考之字书并无是字，焉有是病？此皆庸俗伪造其名，而劣妇秘传其技，籍以欺世图利者，明识之人，慎勿为其所惑。

吾人不能遍拯斯民疾苦，宜广传良方，庶几稍尽利济之心。每见得一秘方，深自隐匿，甚至籍以图利，挟索重赀，殊甚鄙恶。唐白华秘发背方，遂遭虎厄。歙蒋紫垣秘解砒毒方，竟获冥谴。可以为鉴。

乌程钮羹梅福厚，由中书历官郎中，在都门十余年，声望翕然。咸丰八年三月，偶患风温，恶寒自足而起，渐及四肢，身热脉浮，舌苔白。医谓是风寒，用柴胡、葛根、防风、苍耳子等药，遂至神昏躁厥，苔黄便结，更医用石膏、大黄等药，病益危笃。医皆都门有名者，而悖谬乃若此。更医又用理阴煎，复脉汤等，卒不能救而殁，年仅五十有六。羹梅为余舅氏，周愚堂先生之婿，好学敦品，气度雍容，咸谓可享上寿而跻显秩，乃为庸医所戕，亦可惜矣！余见风温、湿温等证，凡用风药升提，伏热陷入心胞，无不神昏厥逆而毙，当此即用清营汤、至宝丹、紫雪丹等，渐涤中宫，犹可挽回于万一。使认为阳明经腑症，一误再误，则生路绝矣。

作事宜从容详慎，为医尤慎。不特审病当然，即立方亦不可欲速贻误。杭州某医治热病，用犀角七分，误书七钱，服药后胸痛气促而殒。病家将控之官，重贿乃已。某医治暑症用六一散又用滑石，服之不效，大为病家所诉。此皆由疏忽致咎也。

治痈疽之法，不可轻用刀，破脓针疾之法，必先精究穴道，一或不慎，适以伤人。过事有可以为鉴者。杭城有善者，设局延医以拯贫人，外科李某与焉。农夫某脚生痈，李开刀伤其大筋，遂成废人，农夫家众殴李几毙。吾里有走方医人治某哮病，以针贯胸，伤其心；立时殒命，医即日遁去。

乌程周岷帆学士学源，才藻华美，咸丰九年，大考一等第二，由编修擢侍讲学士，旋丁外艰，回籍十一年，避乱苕南，臀生瘤有年矣，因坐卧不便，就菱湖疡医费某治之。费谓可用药攻去，予以三品一条枪，大痛数日，患处溃烂翻花，复投以五虎散，药用蜈蚣、蜣螂、全蝎等味，服后体疲神惯遽卒，年仅四旬。往岁余馆湖城，及寓京邸，恒与岷帆谈艺论时，昕夕忘倦，今闻其逝也，深恨庸医之毒烈，无异寇盗，特书于此，以志恫焉。是年余避难柳丝，有邻女陈桂姐手生痈毒，亦为费某开刀伤筋，痛甚不能收口，就余医治得痊。大抵近世疡医，皆从《外科正宗》治法，专用霸功，误人甚多，学者当以为戒。

慎　　疾

王叔和《伤寒论·序例》云：凡人有疾，不时即治，隐忍冀瘥，以成痼疾。小儿女子，益以滋甚，时气不和，便当早言，寻其邪由，及在腠理，以时治之，罕有不愈者。患人忍之，数日乃说，邪气入脏，则难可制。徐灵胎《医学源流论》云：凡人少有不适，必当即时调治，断不可忽为小病，以致渐深，更不可勉强支持，使病更增，以贻无穷之害。

余在台州时，同官王愚庵先生年五旬余，患时感症，坚守不服药为中医之戒，迁延数日，邪热内闭神昏，家人延医诊治，无及而卒。又余戚秀水王氏子，年方幼稚，偶患身热咳嗽，父母不以为意，任其冒风嬉戏，饮食无忌，越日疹发不透，胸闷气喘，变症毕现，医言热邪为风寒所遏，服药不效而卒。此皆不即调治所致也。

真空寺僧能治邝子元心疾，令独处一室，扫空万缘，静坐月余，诸病如失。海盐寺僧能疗一切劳伤虚损吐血干劳之症，此僧不知《神农本草》、《黄帝内经》，惟善于起居得宜，饮食消息，患者住彼寺中，三月半年，十愈八九。观此知保身却病之方，莫要于怡养性真，慎调饮食，不得仅乞灵于药饵也。

北方人所眠火坑，南方人用之，体质阴虚者，多深入火气，每致生疾。吾邑张侯舫孝廉维，留寓京师，久卧火炕，遂患咳嗽。医者误谓肺虚，投以五味子、五倍子等药，竟至殒命。张贫而好学，品复端谨，中年不禄，士林惜之。

凡从高坠下而晕绝者，慎勿移动，俟其血气复定而救之，有得生者。若张惶扶掖以扰乱之，百无一生。余戚沈氏之女，年甫十岁，从楼堕地晕死，急延医视之曰：幸未移动，尚可望生，否则殆矣。乃以药灌之，移时渐苏而安。治跌损者，人尿煮热洗之灌之良。

读《续名医类案》，而知移动之禁，非独坠跌者宜然也，备录之。张子和治叟年六十余，病热厥头痛，以其用涌药时已一月间矣，加之以火，其人先利，年高身困，出门见日而仆不知人，家人惊惶欲揉扑之，张曰：火不可扰。与西瓜凉水蜜雪，少顷而苏。盖病人年高涌泄，则脉易乱，身体内有炎火，外有太阳，是以跌仆，若更扰之，便不救矣。汪石山治人卒厥暴死不知人，先因微寒发热，面色姜黄，六脉沉弦而细，知为中风久郁所致，令一人紧抱，以口接其气，徐以热姜汤灌之，禁止喧闹，移动则气不返矣。有顷果苏，温养半月而安。不特此症为然，凡中风、中气、中寒、暴厥，俱不得妄动以断其气。《内经》明言气复返则生，若不谙而扰乱，其气不得复，以致夭枉者多矣。魏玉璜曰：遇卒暴病，病家医士皆宜知此。盖暴病多火，扰之则正气散而死也。余女年十八，忽暴厥，家人不知此，群集喧哄，又扶挟而徙之他所，致苏复绝，救无及矣。今录张、汪二案，五内犹摧伤也。

保　生

苏子瞻曰：伤生之事非一，而好色者必死。旨哉斯言！士大夫禄位既隆，更思快心悦志，往往昵近房帏，讲求方术，不知适以自促其生。偶见《野获编》所记云：大司马谭二华纶，受房术于陶仲文，时尚为庶僚，行之而验。又以授张江陵，寻致通显。谭行之二十年，一夕御妓女而败，时年甫逾六十，自揣不起。嘱江陵慎之，张用谭术不已，日以枯瘠，亦不及下寿而终。夫谭、张皆一代伟人，而犹纵欲殒身，可见色之易溺人也。自非脱然于情欲之私，而兼之卓守之坚，乌能不为所害哉！

凡人于情欲，最难割断。观宋《李庄简集》中，客有见馈温剂云可壮元阳，因感而作诗，窃叹其淡泊之怀，坚定之守，为不可及也。诗云：世人服煖药，皆云壮元阳。元阳本无亏，药石徒损伤。人生百岁期，南北随炎凉。君看田野间，父老多康强。茅檐弄儿孙，春陇驱牛羊。何曾识丹剂，但喜秫黍香。伊余十年谪，日闻贵人亡。金丹不离口，卯妙常在傍。真元日渗漏，滓秽留空肠。四大忽分离,一物不得将。歌喉变哀音,舞衣换缞裳。炉残箭镞砂,箧余鹿角霜。拙哉此愚夫,取药殊未央。我有出世法,亦如不死方。御寒须布帛,欲饱资稻粱。床头酒一壶,膝上琴一张。兴来或挥手,客至亦举觞。涤砚临清池,抄书傍明窗。日用但如斯,便觉日月长。参苓性和平,扶衰固难忘。恃药恣声色,如人蓄豺狼。此理甚明白,吾言岂荒唐。书为座右铭,聊以砭世盲。读此可以见所养之纯,宜其久居瘴乡而神明不衰,克跻上寿也。士大夫能如公之守身,有不康强逢吉者乎?公又与萧德超书云:张全真在会稽搜求妙丽,丹砂茸附,如啖鱼肉,徒恣嗜欲耳。自谓享荣贵,得便宜。今为一蓑枯骨,有甚便宜?到这里,便世尊诸大菩萨出来,也救不得,岂不哀哉!此可为溺情燕私者当头棒喝。养生家有行房禁忌日期,人每以为迂而忽之,不知世间常有壮年得病暴亡,未始不由于此。至于合婚吉期,往往不避分至节气,少年恣欲,隐乖阴阳之和,病根或因之而伏,不可不留意也。

采战之术,乃邪说也。孙真人《千金方·房中补益篇》详房中之术,且谓能御十二女而不施泻者,令人不老,有美色,若御九十三女而自固者,年万岁。此等论说,疑是后人伪托。夫见色必动心,况交合之际,火随欲煽,虽不施泻,真精必因之而耗,安能延年?又治阳不起壮阳道方，用原蚕蛾、蛇床子、附子等味，以此示人，必将假热药以纵欲，而贻害无穷。曾谓济物摄生如真人，而忍出此乎？男子破身迟，则精力强固。凡育子者，最防其知识早开，天真损耗，每至损身。当童蒙就传之时，尤宜审择俦侣，勿令比匪致伤。余族侄某，成童时至亲戚读书，同塾六人，有沈氏子年最长，导诸童以淫亵事。数年后，诸童病瘵死者三人，侄亦一病几殆。又如俊仆韶婢，皆不宜使之相亲。长洲陈公子甫婚而咯血，其母虑溺于燕婉，命居书室，一老奴一稚僮侍寝，老奴嗜酒，夜即酣睡，公子遂与僮私，病转增剧，比其母知之，则已沉痼，竟致不起。此所谓但知其一，不知其二，可不鉴诸？

沈氏子余曾见之，屡应童子试不售，四十余岁潦倒以卒，殆薄行之报。

人至中年，每求延寿之术。有谓当绝欲者，有谓当服食补剂者。余谓修短有命，原不可以强求，如必欲尽人事，则绝欲戒思虑，二者并重，而绝欲尤为切要。至于服食补剂，当审气体之宜，慎辨药物，不可信成方而或失之偏，转受其害也。

卢子繇《伤寒论疏抄金钺》云：人不见风，龙不见石，鱼不见水，鬼不见地，犹干禄者之不见害也。余为续之曰：人不见风，龙不见石，鱼不见水，鬼不见地，犹好色者之不见病也。盖人能不为财色所溺，则于保生之道，思过半矣。

行房忍精不泄，阻于中途，每致成疾。如内而淋浊，外而便毒等症，病者不自知其由，医者鲜能察其故，用药失宜，因而殒命者多矣，可不慎欤？

《史记·太仓公传》载其诊疾二十有四，得之内者有七，而死不治者有四。其一因于饮酒且内，其一因于盛怒接内，其一因于得之内而复为劳力事。养生者识此，当知所戒矣。

咽气不得法，反足为害。惟咽津较易，亦甚有益。每日于闲暇时正坐闭目，以舌遍扰口中三十六次，津既盈满，分作三次咽下，咽时喉中须咽咽作声，以意送至丹田。此法行之久久，大可却病延年。余表兄周荔园土煜，中年便血，误服热药，遂成痼疾，身羸足痿，十载不痊，后乃屏弃方药，专行此法，一年之后，诸恙悉愈，身体亦强健如初。

杭州郎二松十三岁患瘵垂危，闻某庵有道士功行甚高，往求治之，道士教以行八段锦法，谓能疗疾，并可延年，遵而行之，三月后，病去若失。

张景岳称其父寿峰公，每于五更咽气，因作嗳以提之使吐，每月行吐法一二次，阅四十余年，愈老愈健，寿至八旬以外。俞惺斋非之，以为阳明胃脉下行为顺，若吐则上逆，频吐理当损寿，何反益寿？殊未敢信。此说良是。夫古人汗吐下三法，皆治实证，若属虚证，均非所宜。张寿峰以吐而得寿，必体质强健，或素有痰饮，乃藉吐以推荡积垢，他人不得轻易效之。

慎　药

乱方之风，于今尤甚。神仙岂为人治病，大率皆灵鬼耳，故有验有不验。余所目击者，都门章子雅患寒热，乱方用人参、黄芪，痰塞而殒。萧山李仪轩老年足痿，乱方用附子、熟地、羌活、细辛等味，失血而亡。彼惑于是者，效则谓仙之灵，不效则谓其人当死，乃假手于仙以毙之也。噫！是尚可与言乎？

药以养生，亦以伤生，服食者最宜慎之。秀水汪子黄孝廉同年燊，工诗善书，兼谙医术。道光乙未，余与同寓都城库堆胡同，求其治病者踵相接。丙申正月，汪忽患身热汗出，自以为阳明热邪，宜用石膏，服一剂，热即内陷；肤冷泄泻神昏，三日遽卒。医家谓本桂枝汤证，不当以石膏遏表邪也。嵊县吴孚轩明经鹏飞，司铎太平，壬寅六月科试，天气大热，身弱事冗，感邪遂深。至秋仲疾作，初起恶寒发热，病势未甚，绍台习俗，病者皆饮姜汤，而不知感寒则宜，受暑则忌也，服二盏，暑邪愈炽，遂致不救。又有不辨药品而致误者，归安陈龙光业外科，偶因齿痛，命媳煎石膏汤服之，误用白砒，下咽腹即痛，俄而大剧，询知其误，急饮粪清吐之，委顿数日始安，犹幸砒汤仅饮半盏，以其味有异而舍之，否则殆矣。吾邑陈庄李氏子，夏月霍乱，延医定方，有制半夏二钱，适药肆人少，而购药者众，有新作夥者，误以附子与之，服药后腹即大痛发狂，口中流血而卒。李归咎于医，医谓药不误，必有他故，索视药渣，则附子在焉。遂控药肆于官，馈以金乃已。

世俗喜服热补药，如桂、附、鹿胶等，老人尤甚，以其能壮阳也，不知高年大半阴亏，服之必液耗水竭，反促寿命。余见因此致害者多矣。

禽虫皆有智慧，如虎中药箭而食青泥，野猪中药箭食荠苨，雉被鹰伤贴地黄叶，鼠中砒毒饮泥汁，蛛被蜂螫以蚯蚓粪掩其伤，又知啮芋根以擦之，鹳之卵破以漏药缠之。方书所载，不可胜数。今人不辨药味，一遇疾病，授命于庸医之手，轻者重，重者致死，亦可哀已。

凡服补剂，当审气体之所宜，不可偏一致害。叶天士《景岳全书发挥》云：沈赤文年二十，读书明敏过人，父母爱之，将毕姻，合全鹿丸一料，少年四人分服，赤文于冬令服至春初，忽患浑身作痛，渐渐腹中块痛，消瘦不食，渴喜冷冻，后服酒蒸大黄丸，下黑块无数，用水浸之，胖如黑豆，始知为全鹿丸所化，不数日热极而死。同服三少年，一患喉痹，一患肛门毒，一患吐血咳嗽，皆死。此乃服热药之害也。《叶天士医验录》云：黄朗令六月畏寒，身穿重棉皮袍，头带黑羊皮帽，吃饭则以火炉置床前，饭起锅热极，人不能入口者，彼犹嫌冷，脉浮大迟软，按之细如丝。此真火绝灭，阳气全无之证也。方少年阳旺，不识何以至此，细究其由，乃知其父误信人云：天麦二冬膏，后生常服最妙。遂将此二味熬膏，令早晚日服勿断，服之三年。一寒肺，一寒肾，遂令寒性渐渍入脏，而阳气寝微矣。是年春，渐发潮热，医投发散药，热不退，而汗出不止，渐恶寒，医又投黄连、花粉、丹皮、地骨皮、百合、扁豆、贝母、鳖甲、葳蕤之类，以致现症若此。乃为定方，用人参八钱，附子三钱，肉桂、炮姜各二钱，川椒五分，白术二钱，黄芪三钱，茯苓一钱，当归钱半，川芎七分。服八剂，去棉衣，食物仍畏冷，因以八味加减，另用硫黄为制金液丹，计服百日而后全愈。此则服凉药之害也。人之爱子者，可不鉴于此，而慎投补剂乎？

程杏轩治汪木工夏间寒热、呕泻、自汗、头痛。他医与疏表和中药，呕泻止，而发热不退，汗多口渴，形倦懒言，舌苔微黄而润，脉虚细。据《经》言脉虚身热，得之伤暑，因用清暑益气汤加减，服一剂，夜热更甚，谵狂不安。次早复诊，脉更细，舌苔色紫肉碎，凝有血痕，渴嗜饮冷，此必热邪内伏未透，当舍脉从证，改用白虎汤加生地、丹皮、山栀、黄芩、竹叶、灯心，服药后，周身汗出，谵狂虽定，神呆手足冰冷，按脉至骨不现，脉伏可与壶仙翁治风热症参观。阖目不省人事，知为热厥，舌苔形短而厚，满舌俱起紫泡，大如葡萄，并有青黄黑绿杂色罩于上，辞以不治。其母哀恳拯救，乃令取紫雪蜜调涂舌，前方加入犀角、黄连、元参以清热，金汁、人中黄、银花、绿豆以解毒，另用雪水煎药。厥回脉出，舌泡消苔退，仅紫干耳。再剂热净神清，舌色如常。是役也，程谓能审其阳证似阴于后，未能察其实证类虚于前，自咎学力未到，盖以初用清暑益气汤之误也。因思此汤，最不可轻用，况因伤暑而脉虚，外见汗多口渴等症，则尤不当用也。

医家以丸散治病，不可轻信而服之。吾里有患痞者，求治于湖州某医，医授丸药服之，痞病愈而变膨胀以死。又有婴儿惊风，延某医治之，灌以末药不计数，惊风愈而人遂痴呆，至长不愈，其药多用朱砂故也。

世人喜服参术，虚者固得益，实证适足为害。苏州某官之母，偶伤于食，又感风邪，身热不食，医者以其年高体虚，发散药中杂参术投之，病转危殆。其内姪某知医，适从他方至，诊其脉，且询起病之由，曰：右脉沉数有力，体虽惫而神气自清，此因伤食之后，为补药所误，当以峻药下之。乃用大黄、槟榔、厚朴、莱菔子之属，一剂病如故。众疑其谬，某谓药力未到，复投二剂，泄去积滞无算，病遂瘳。此可为浪服补药之鉴。

世俗每谓单方外治者，非比内服，可放胆用之，不知亦有被害者。《续名医类案》云：一僧患疮疥，自用雄黄，艾叶燃于被中熏之，翌日遍体燋肿，皮破水出，饮食不入，投以解毒不应而死。盖毒药熏入腹内而散真气，其祸如此。又云：余举家生疮，家人亦用此方熏之，疮不愈，未几銮儿出痘，症极凶，药不能下咽而殁，殆亦受其毒耳。窃意所患疮，当是热毒，以热攻热，毒乃益炽。故凡用药，先宜审明阴阳虚实，不得谓外治无害而漫试之。

身躯肥瘦，何关利害？而随郡王子隆体肥，乃服芦茄丸以消。名位升沉，何与荣辱？寇莱公望得相，乃服地黄兼饵莱菔。推之服金丹以求仙，反促其寿，饵春药以求子，转伤其生。皆逐末忘本者也。

鄱阳名医周顺，谓古方不可妄用，如《圣惠》、

《千金》、《外台秘要》，所论病原脉症及针灸法，皆不可废，然处方分剂，与今大异，不深究其旨者，谨勿妄用。有人得目疾，用古方治之，目遂突出。又有妇人产病，用《外台秘要》坐导方，反得恶露之疾，终身不瘥。余谓古方固勿妄用，近世所传单方，尤当慎择用之。朱子藩眉极少，方士令服末子药六七厘，眉可即生，戒以服药后须避风。服之夕即有汗，偶值贼至，乃出庭除，及归寝，大汗不能止，几至亡阳，后竟不寿。见《折肱漫录》。湖州胡氏子患水肿，服药不效，有教以黑鱼一尾，入绿矾腹中，烧灰服之，服后腹大痛遽死。夫古方单方，用之得当，为效甚速，但当审病症之所宜，且勿用峻厉之药，庶几有利而无弊耳。

士大夫不知医，遇疾每为俗工所误，又有喜谈医事，研究不精，孟浪服药以自误。如苏文忠公事，可惋叹焉。建中靖国元年，公自海外归，年六十六，渡江至仪真，舣舟东海亭下，登金山妙高台时，公决意归毗陵，复同米元章游西山，逭暑南窗松竹下，时方酷暑，公久在海外，觉舟中热不可堪，夜辄露坐，复饮冷过度，中夜暴下，至旦惫甚，食黄芪粥觉稍适。会元章约明日为筵，俄瘴毒大作，暴下不止，自是胸膈作胀，却饮食，夜不能寐。十一日发仪真，十四日疾稍增，十五日热毒转甚，诸药尽却，以参苓沦汤而气

— 23 —

浸止，遂不安枕席，公与钱济明书云：某一夜发热不可言，齿间出血如蚯蚓者无数，迨晓乃止，困惫之甚。细察病状，专是热毒根源不浅，当用清凉药，已令用人参、茯苓、麦门冬三味煮浓汁，渴即少啜之，余药皆罢也。庄生闻在宥天下，未闻治天下也，三物可谓在宥矣，此而不愈则天也，非吾过也。二十一日，竟有生意，二十五日疾革，二十七日上燥下寒，气不能支，二十八日公薨。余按：病署饮冷暴下，不宜服黄芪，迨误服之。胸胀热壅，牙血泛溢，又不宜服人参、麦门冬。噫！此岂非为补药所误耶？近见侯官林孝廉《昌彝射鹰诗话》云：公当暴下之时，乃阳气为阴所抑，宜大顺散主之，否则或清暑益气汤、或五苓散、或冷香引子、及二陈汤、或治中皆可选用，既服黄芪粥，邪已内陷，胸作胀以为瘴气大作，误之甚矣，瘴毒亦非黄芪粥所可解，后乃牙龈出血，系前失调达之剂，暑邪内干胃腑，宜甘露饮、犀角地黄主之，乃又服麦冬饮子及人参、茯苓、麦门冬三物，药不对病，以致伤生，窃为公惜之云云。余谓甘露饮、犀角地黄汤用之，此病固当。至桂、附等味，公之热毒如是之甚，亦不可用也。

用药最忌夹杂，一方中有一二味即难见功。戊午季春，余自武林旋里，舟子陈姓病温，壮热无汗，七日不食，口渴胸痞，咳嗽头痛，脉数，右甚于左，杭医定方，用连翘、瓜蒌皮、牛蒡子、冬桑叶、苦杏仁、黑山栀、象贝、竹叶、芦根，药皆中病，惜多羚羊角、枳壳二味，服一剂，病不减，胸口闷，热转甚，求余诊治，余为去羚羊角、枳壳、加淡豆豉、薄荷，服一剂，汗出遍体，即身凉能食，复去淡豆豉、牛蒡子，加天花粉，二剂全愈。因思俗治温热病，动手即用羚羊角、犀角，邪本在肺胃，乃转引之入肝心，轻病致重，职是故耳。

《陶谷清异录》云：昌黎公愈，晚年颇亲脂粉，故事服食，用硫黄末搅粥饭，啖鸡男，不使交千日，烹庖，名火灵库，公间日进一只焉，始亦见功，终致绝命。以湉按：白乐天诗中"退之服硫黄句"，昔人已辨其非昌黎公，陶氏此说，未必可信，然亦足征服食之当谨也。

求　　医

汉郭玉曰：贵者处尊高以临臣，臣怀怖慑以承之，其为疗也，有四难焉。自用意而不任臣，一难也；将身不谨，二难也；骨节不疆不能药，三难也；好逸恶劳，四难也。夫玉为一代良工，而犹若此，矧在中医，使临以威严，必畏栗失措，而诊治有误矣。《薛立斋医案》云：一稳婆止有一女，分娩时，巡街御史适行牌取视其室，分娩女因惊吓，未产而死。后见御史以威颜分付，迨视产母，胎虽顺而顾偏在一边，以致难产，因畏其威，不敢施手，由是母子俱不能救。即此推之，凡求医治病，断不可恃势分之尊也。

凡病不能自治，必求治于医者，而其要则有四焉。一曰择人必严，医者之品学不同，必取心地诚谨，术业精能者，庶可奏功。一曰说症必详，脉理渊微，知之者鲜，惟问可究病情，乃医之自以为是者，往往厌人琐语，而病家亦不能详述，此大误也，故凡求医诊治，必细述病源，勿惮其烦。一曰察药必慎，药之伪者不必论，即寻常品味，肆中人粗心，往往以他物搀溷，必亲自检视，方免舛误，至炮煎诸法，亦宜精审，服之斯可获效。一曰录方必勤心，俗于医者所定之方，服药既讫，随手弃掷，余谓宜汇录一册，以备检阅，此不过举手之劳耳，有心人见之，则上工之治验，固可采以示法，中工之方案，亦可因以征学识之浅深，品诣之高下，而定其取舍矣。

《钱塘县志·方技传》：沈好问精小儿医，尤善治痘，江鲁陶子一岁，痘止三颗，见额上、耳后、唇傍，好问曰：儿痘部位心肾脾三经逆传，土克水，水克火，宜攻不宜补，攻则毒散，补则脏腑相戕。治至十四日，痘明润将成矣，好问曰：以石膏治之，恐胃土伤肾水。俗医怜儿小，谬投以参，好问见之，惊曰：服参耶？不能过二十一日矣。儿卒死。夫治痘已有成效，竟为庸医所误，由于恒情皆畏攻而喜补也，此亦可为任医不专之戒。

赠医诗鲜有佳者，近阅临川李小湖回卿_{联琇}《好云楼初集》中，有赠医士费晋卿明经诗，语殊警惕。咸丰中，回卿督学江苏，知江苏有二名医，一为阳湖吴仲山_{斐融}，居印墅，一为武进费晋卿伯雄，居孟河城，遂并访之。吴以回卿未有子，投补剂为嗣育计。费谓回卿肝阳过旺，心肾两亏，投以养心平肝之剂。回卿主费说，因赠以诗云：儒林与文苑，千秋照简编，岂无艺术传，别表冠世贤。华佗许颖宗，妇孺惊若仙，本草三千味，《难经》八十篇。格致即圣学，名与精神传，况用拯危殆，能夺造化权。活人较良相，未知谁后先，莘渭不巷遇，只手难回天。孟城一匹夫，所值蒙生全，日济什百人，功德几万千。大哉农轩业，托始尧舜前。

诊　　法

寇宗奭云：凡看妇人病，入门先问经期。张子和云：凡看妇病，当先问娠。又云：凡治妇病，不可轻用破气行血之药，恐有娠在疑似间也。彭用先云：凡看产后病，须问恶露多少有无。此妇科要诀也。沈芊绿云：婴儿脏气未全，不胜药力，周岁内非重症，勿轻易投药，须酌法治之，即两三岁内，形气毕竟嫩弱，用药不可太猛，峻攻峻补，反受药累。此幼科之要诀也。王洪绪云：痈与疽截然两途，红肿为痈，治宜凉解；白陷为疽，治宜温消。又云：惟疔用刺，其余概不轻用刀针，并禁升降痛烂二药。此外科要诀也。

《伤寒论》六经提纲，大半是凭乎问者。至如少阳病，口苦咽干目眩，及小柴胡汤症，往来寒热，胸胁苦满，默默不欲饮食，心烦喜呕等，则皆因问而知，此孙真人所以未诊先问也。

脉

大肠脉候左寸，小肠脉候右寸，此《脉诀》之言也。自滑伯仁候大小肠于两尺，李士材称为"千古只眼"，后人遂皆信之。余考汪石山《脉诀刊误》，辨正叔和之说甚多，而独于"左寸候心、小肠，右寸候肺、大肠"，未尝以为非，谓以腑配脏，二经脉相接，故同一部也。又昌邑黄坤载元御，谓脉气上行者，病见于上，脉气下行者，病见于下。手之三阳，从手走头，大小肠位居至下，而脉则行于至上，故与心、肺同候于两寸。其说亦精，可正滑说之误。

杨仁斋谓脉沉细、沉迟、沉小、沉涩、沉微之类，皆为阴；沉滑、沉数、沉实、沉大之类，皆为阳。一或误施，死生反掌。余谓亦有不尽然者，按《名医类案·火热门》，壶仙翁治风热不解，两手脉俱伏，时瘟疫大行，他医谓阳证见阴不治，欲用阳毒升麻汤升提之，翁曰：此风热之极，火盛则伏，非时疫也，升之则死矣。投连翘凉膈之剂，一服而解。又按《脉诀》歌谓伤寒一手脉伏曰单伏，两手曰双伏，不可以阳证见阴为诊，乃火邪内郁，不得发越，阳极似阴，故脉伏，必有大汗而解。时证见此脉不少，习医者宜审之，不可专主杨氏之说而为所误也。

仲景《伤寒论》结胸热实，脉沉而紧，心下痛，按之石硬者，大陷胸汤主之。《金匮》论寒疝绕脐痛，若发则白津出，手足厥冷，其脉沉紧者，大乌头煎主之。同一沉紧之脉，一则属热，一则属寒，然则临证者，岂可专凭脉乎？

《上海县志·艺术门》载姚蒙善医，尤精太素脉，邹来学巡抚召之视疾，姚曰：公根器上别有一窍出汗水。邹大惊曰：此余秘疾，汝何由知？姚曰：以脉得之，左关滑而缓，肝第四叶有漏通下故也。邹求药。曰：不须药，到南京便愈。以手策之曰：今是初七，约十二日可到。邹即行，果十二日晨抵南京而卒。夫预决死期，脉理精者能之，至因关脉之滑而缓，知其有漏通下，恐无是事也。志书好为夸张之辞，往往若是。

李东璧《奇经考》云：凡八脉不拘制于十二正经，无表里配合，故谓之奇。盖正经犹夫沟渠，奇经犹夫湖泽，正经之脉隆盛，则溢于奇经，故秦越人比之天雨降下，沟渠溢满，雾霈妄行，流于湖泽。按此则奇字当读作奇偶之奇。无表里配合。有读作奇正之奇者，非也。

脉象虚实疑似之间，最难审察。叶思兰治一产妇医案有云：凡诊脉遇极大极微者，最宜斟酌。如极大而无力，须防阳气浮散于外。如极微之脉，久久寻而得之，于指稍稍加力，按之至骨愈坚牢者，不可认作虚寒。今此症六部皆无脉，尺后则实数有力，所谓伏匿脉也。阳匿于下，亢之极矣，岂可泥于产后禁用寒凉哉？其辨别脉象、至为精细，为医者当熟复其言。

鬼祟之脉，忽大忽小，忽数忽迟。虫症之脉，乍大乍小。盖皆无一定之形也。至若气郁痰壅之症，每因脉道不利，迟数不调，最宜审察。虚者之脉，亦有至数不齐者。《汪石山医案》一人患泄精，脉或浮濡而驶，或沉弱而缓，汪曰：脉之不常，虚之故也。用人参为君，加至五钱而病愈。

脉有六阴，亦有反关，诊病者，均宜详审。吴郡某医有声于时，一达官新纳姬人，忽患心痛，痰涌手厥，某诊其两手无脉，辞不治，易医诊脉，知是反关，一剂而愈，某之名望顿减。

明王文恪公震泽长语云：徐文定公为詹事时，至苏城，闻王时勉明医也，令诊之，时勉既诊，以公脉有歇至，不敢言，公曰：吾脉素有异。时勉曰：如是无妨。然则脉又有歇至而非为病，临症者，可不详察乎？钱塘梁氏《玉绳暋记》谓近有人只一手有脉，一手无脉，此理殊不可晓，此又临症者所当知也。

《汪石山医案》载：王宜人产后因沐浴，发热呕恶，渴欲饮冷水瓜果，谵语若狂，饮食不进。体丰厚不受补，医用清凉，热增剧，石山诊之，六脉浮大洪数，曰：产后暴损气血，孤阳外浮，内真寒而外假热，宜大补气血。与八珍汤加炮姜八分，热减大半，病人自知素不宜参芪，不肯再服，过一日复大热如火，复与前剂，潜加参、芪、炮姜，连进二三服，热退身凉而愈。此段病情脉象，无一可以用温补者，医安得不用清凉？迨服清凉而热增剧，始知其当用温补。然非如汪之有胆识，亦不能毅然用之。再其脉虽浮大洪数，而按之必无力，与叶思兰所云见前相合，此可于言外得之。

元和江艮庭声《论语俟质》，谓孔子圣无不通，焉有不知医者，自牖执手，切其脉也，既切脉而知其疾不治，故曰：亡之命矣。夫其说未径人道，然《礼记》疏有夫子脉诀之说，则江说亦自有因。况疾为子之所慎，岂慢以任之医人，而不究其理乎？或谓孔子既知医，何以康子馈药而曰未达，余曰：药当是丸散之类，不知其为何物，即知之而莫辨其种之善否，故曰：未达，不敢尝。

《魏书·术艺列传》：显祖欲验徐謇之所能，置诸病人于幕中，使謇隔而脉之，深得病情，兼知色候。后高祖疾大渐，謇诊治有验，酬赉甚渥，下诏有"诚术两输，忠妙俱至"之语，其艺可谓精矣。乃文诏皇太后之怀世宗也，梦为日所逐，化为龙而绕后，后寤而惊悸，遂成心疾，王显诊脉云：非有心疾，将是怀孕生男之象。而謇则谓是微风入脏，宜进汤加针。所谓智者千虑，必有一失，医道真不易言也。

脉数时一止为促，促主热，然亦有因于寒者，如伤寒脉促，手足厥逆，可灸之。注家谓真阳之气本动，为寒所迫，则数而促也。脉缓时一止为结，结主寒，然亦有因于热者，如太阳病身黄，脉沉结，少腹硬，小便利，其人如狂者，血证谛也，抵当汤主之。注家谓湿热相搏，脉缓为湿，所以里湿之脉当见沉结也。观此益知临症者不可专凭脉矣。

用　药

徐之才十剂：宣、通、补、泄、轻、重、滑、涩、燥、湿。王好古补二种曰：寒可去热，大黄、芒硝之属是也；热可去寒，附子、官桂之属是也。药之用已无遗。《心印绀珠经》标十八剂之目曰：轻、解、清、缓、寒、调、甘、火、暑、淡、湿、夺、补、平、荣、涩、温、和。则繁而寡要矣。

郑康成《周官疾医》注：五谷：麻、黍、稷、麦、豆。《素问》以麦、黍、稷、稻、豆为五谷，分属心、肝、脾、肺、肾，治病当从之。《程杏轩医案辑录》治胸脘胀痛，泛泛欲呕，食面尚安，稍饮米汤，脘中即觉不爽，谓肝之谷为麦，胃弱故米不安，肝强故麦可受，当用安胃制肝法，此得《内经》之旨者也。

名家治病，往往于众人所用方中加一味药，即可获效。如宋徽宗食冰太过患脾疾，杨吉老进大理中丸，上曰：服之屡矣。杨曰：疾因食冰，请以冰煎此药，是治受病之源也。果愈。杜清碧病脑疽，自服防风通圣散，数回不愈，朱丹溪视之曰：何不以酒制之？清碧乃悟，服不尽剂而愈。张养正治闻教谕羸疾，吴医皆用三白汤无效，张投熟附二三片，煎服即瘥。缪仲淳治王官寿遗精，闻妇人声即泄，瘠甚欲死，医者告术穷，缪之门人以远志为君，莲须、石莲子为臣，龙齿、茯神、沙苑蒺藜、牡蛎为佐使，丸服稍止，然终不断，缪加鳔胶一味，不终剂即愈。叶天士治难产，众医用催生药不验，是日适立秋，叶加梧桐叶一片，药下咽即产。嘉定何弁伯患呕吐，医用二妙丸不效，徐灵胎为加荼子四两，煎汤服之遂愈。因其病荼积，故用此为引经药。略识数条，以见治病者，必察理精而运机敏，始能奏捷功也。

邹润庵治一人暑月烦满，以药擂鼻不得嚏，闷极，遂取药四五钱匕，服之，烦满益甚，昏不知人，不能言语，盖以药中有生半夏、生南星等物也。邹谓南星、半夏之毒，须姜汁乃解，盛暑烦懑，乌可更服姜汁？势必以甘草解之，但其味极甘，少用则毒气不解，服至一二钱，即不能更多，因以甘草一斤蒸露饮之，饮尽而病退。凡病者畏药气之烈，恶药味之重，皆可仿用此法。陈载庵尝治一人，热甚喉痛，用甘草、桔梗、连翘、马勃、牛蒡、射干、元参等味，其人生平饮药即呕，坚不肯服而病剧，又不能不进药，乃令以药煎露，饮二十余碗而全愈。

许允宗治王太后病风不能言，以防风、黄芪煎汤数斛，置床下熏蒸，使口鼻俱受，此夕便得语。陆严治徐氏妇产后血闷暴死，胸膈微热，用红花数十斤，大锅煮汤，盛木桶，令病者寝其上熏之，汤气微，复进之，遂得苏，此善师古法者也。李玉治痿，谓病在表而深，非小剂能愈，乃熬药二锅，倾缸内稍冷，令病者坐其中，以药浇之，逾时汗大出立愈，则又即其法而变化之。医而若此，与道大适矣。

吴人畏服重药。马元仪预用麻黄浸豆发蘖，凡遇应用麻黄者，方书大黄豆卷，俾病家无所疑惧。<small>当时治病皆于医家取药。</small>徐灵胎治张某病当用大黄，恐其不服，诡言以雪蛤蟆配药制丸，与服得瘥。可想见良工心苦，非拘方之士所能及也。

病有因偏嗜食物而成者，非详问得之，奚由奏效？前人治验，略志数则，以资玩索。朱丹溪治叔祖泄泻，脉涩而带弦，询知喜食鲤鱼，以茱萸、陈皮、生姜、砂糖等药探吐胶痰而泻止。林学士面色顿青，形体瘦削，夜多惊悸，杜某询知喜食海蛤味咸，故心血衰，令多服生津液药而病愈。富商患腹胀，百药无效，反加胃呕食减尪羸，一草泽医询知夏多食冰浸瓜果，取凉太过，脾气受寒，医复用寒凉，重伤胃气，以丁香、木香、官桂健脾和胃，肺气下行，由是病除。赵尹好食生米而生虫，憔悴萎黄，不思饮食，用苍术米泔水浸一夜，锉焙末，蒸饼丸米汤下而愈。吴孚先治长夏无故四肢厥冷，神昏不语，问之曾食猪肺，乃令以款冬花二两煎汤灌之而痊，盖所食乃瘟猪肺也。沈绎治肃王嗜乳酪获疾，饮浓茶数碗，荡涤膈中而愈。薛立斋治一老人，似痫非痫，胸膈不宽，用痰痫等药不效，询知素以酒乳同饮，为得酸则凝结，得苦则行散，遂以茶茗为丸，时用清茶送三五十丸，不数服而瘥。吴廷绍治冯延已胸中痛，询知平日多食山鸡、鹧鸪，投以甘草汤而愈。杨吉老治杨立之喉痛溃烂，饮食不进，询知平日多食鹧鸪肉，令食生姜一片，觉香味异常，渐加至半斤余，喉痛顿消，饮食如故。梁新治富商暴亡，谓是食毒，询知好食竹鸡，令捣姜掭汁折齿灌之而苏。某医治一妇面生黑斑数点，日久满面俱黑，询知日食斑鸠，用生姜一斤切碎研汁，将滓焙干，却用生姜煮汁糊丸食之，一月平复。盖山鸡、鹧鸪、竹鸡、斑鸠皆食半夏，故以解其毒也。沈宗常治庐陵人胀而喘，三日食不下咽，视脉无他，问知近食羊脂，曰：脂冷则凝，温熨之所及也。温之得利而愈。

治痼病宿病有不能求速愈者，如朱丹溪治虚损瘦甚，右胁下痛，四肢软弱，用二陈汤加白芥子、枳实、姜炒黄连、竹沥，八十贴而安。祝仲宁治脚膝痹痛，服清燥汤百剂而愈。此类甚多，当初服数剂时，必不见效，非信任之深，谁能耐久乎？吁！世之延医治病，往往求其速效，更易医者，杂投方药而病转增剧，盖比比然矣。

袁随园作《徐灵胎先生传》有云：张雨村儿生无皮，先生命以糯米作粉掺其体，裹以绢，埋之土中，出其头，饮以乳，两昼夜而皮生。此盖有所本也。元·危亦林《得效方》：生子无皮，速用白早米粉干扑，候生皮方止。明·葛可久治舟人生子身无全肤，令就岸畔作一坎置其中，以细土隔衾覆之，且戒勿动，久之生肤，盖其母怀妊舟中，久不登岸，失受土气故也。徐参用二法而得效，洵乎医之贵博览也。

治妇人肝症，每用疏泄攻伐之药，而不知阴受其伤。治小儿惊风，每用香窜镇重之剂，而不知隐贻之害。治肝莫善于高鼓峰之滋水法，治风莫善于吴鞠通之解儿难，询可以挽积弊，拯生命也。

世人袭引火归源之说以用桂、附，而不知所以用之之误，动辄误人。今观秦皇士所论，可谓用桂、附之准，特录于此。赵养葵用附、桂辛热药，温补相火，不知古人以肝肾之火喻龙雷者，以二经一主乎木，一主乎水，皆有相火存其中，故乙癸同源。二经真水不足，则阳旺阴亏，相火因之而发，治宜培养肝肾真阴以制之。若用辛热摄伏，岂不误哉？夫引火归源而用附、桂，实治真阳不足。无根之火，为阴邪所逼，失守上炎，如戴阳阴躁之症，非龙雷之谓也。何西池曰：附、桂引火归源为下寒上热者言之，若水涸火炎之症，上下皆热，不知引此火归于何处？此说可与秦论相印证。龙雷之火，肝肾之真阴不足，肝肾之相火上炎，水亏火旺，自下冲上，此不比六淫之邪天外加临，而用苦寒直折，又不可宗火郁发之，而用升阳散火之法，治宜养阴制火，六味丸合滋肾丸及家秘肝肾丸地黄、天冬、归身、白芍、黄柏、知母，共研细末，元武胶为丸。之类是也。

病有上下悬殊者，用药殊难。《陆养愚医案》有足以为法者，录之。陆前川素患肠风便燥，冬天喜食铜盆柿，致胃脘当心而痛，医以温中行气之药疗其心痛，痛未减而肠红如注，以寒凉润燥之药疗其血，便未通而心痛如刺，陆诊其脉，上部沉弱而迟，下部洪滑而数，曰：此所谓胃中积冷，肠中热也。用润字丸三钱，以沉香衣其外，浓煎姜汤送下二钱，半日许，又送一钱，平日服寒凉药一过胃脘，必痛如割，今两次丸药，胸膈不作痛，至夜半大便行极坚而不甚痛，血减平日十之六七，少顷又便一次，微痛而血亦少，便亦不坚，清晨又解溏便一次，微见血而竟不痛矣，惟心口之痛尚未舒，因为合脏连丸，亦用沉香为衣，姜汤送下，以清下焦之热而润其燥，又用附子理中料为散，以温其中，饴糖拌吞之，以取恋膈，不使速下，不终剂而两症之相阻者并痊，此上温下清之治法也。卢绍庵曰：丸者，缓也，达下而后溶化，不犯中宫之寒。散者，散

— 38 —

也，过咽膈即销溶，不犯魄门之热。妙处在于用沉香、饴糖。

陈曙仓室人咳嗽吐痰有血，夜热头眩，胸膈不舒，脚膝无力，医用滋阴降火药已半年，饮食渐少，精神渐羸，诊其脉，两寸关沉数有力，两尺涩弱而反微浮，曰：此上盛下虚之症。上盛者，心肺间有留热瘀血也。下虚者，肝肾之气不足也。用人参固本丸，令空腹时服之，日中用贝母、苏子、山楂、丹皮、桃仁、红花、小蓟，以茅根煎汤代水煎药，服之十贴，痰清血止，后以清气养营汤，<small>茯苓、白芍、归身、川芎、木香、白豆蔻、陈皮、黄连</small>。与固本丸间服，三月后病瘥而受孕。此上清下补之治法也。

物性有相忌者，即可因之以治病。如铁畏朴硝，张景岳治小儿吞铁钉入腹内，用活磁石一钱，朴硝二钱，并研末，熬熟猪油加蜜和调，与之吞尽，遂裹护铁钉从大便解下。豆腐畏莱菔，《延寿书》云：有人好食豆腐中毒，医不能治，作腐家言莱菔入汤中，则腐不成，遂以莱菔汤下药而愈。菱畏桐油，《橘旁杂论》云：一医治某嗜菱食之过多，身热胸满，腹胀不食，病势垂危，知菱花遇桐油气辄萎，因取新修船上油滞作丸，入消食行气药中与服，即下黑燥粪而痊。此类尚多，未能缕举，习医术者，诚不可不博识多闻也。

卷　二

古　人

京师先医庙，始于明嘉靖间，<small>按：元贞元间建三皇庙，内祀三皇并历代名医十余人，至是始定为先医庙。</small>本朝因之。中奉伏羲，左神农，右黄帝，均南面，句芝、风后，东位西向，祝融、力牧，西位东向，东庑僦贷季、天师、岐伯、伯高、少师、太乙、雷公、伊尹、仓公淳于意、华佗、皇甫谧、巢元方、药王韦慈藏、钱乙、刘完素、李杲，皆西向，西庑鬼臾区、俞跗、少俞、桐君、马师皇、神应王扁鹊、张机、王叔和、抱朴子葛洪、真人孙思邈、启元子王冰、朱肱、张元素、朱彦修，皆东向，以北为上，岁以春冬仲月上甲，遣官致祭。按：韦慈藏名讯道，唐人，施药济世，因有药王之称。今世俗之祀药王者，塑像为卉服，而以王为皇，未知出何典故。渤海秦越人受桑君之秘术，遂洞明医道，以其与轩辕时扁鹊相类，乃号之为扁鹊，又家于卢国，乃命之曰卢医，世或以卢扁为二人，谬矣。语见杨元操

《集注难经序》。凡为名医，必有传授之师，如孙文垣一奎之师黄古潭，张景岳介宾之师金梦石，此皆青出于蓝，而师之各转赖徒以传。汉·张仲景称医中之圣，其师为张伯祖，自非仲景，谁复知有张伯祖哉？传道贵得其人，非独圣门为然矣。

张仲景，医中之圣也。华元化，医中之仙也。二人同时，范氏只为元化作传，乌得称良史乎？

明代以医名而为显官，名列史传者有二人，曰许绅，曰王纶。许官尚书，因医而始显者也。王官巡抚，既显而犹医者也。然许能拯世宗于已绝，事见《明史》，而《野获编》、《今言》所载较详，《野获编》云：嘉靖壬寅年上寝于端妃所，宫婢杨金英等相结行杀，用绳系上，翻布塞上口，以数人踞上腹绞之，已垂绝矣，幸诸婢不谙绾结之法，绳股缓不收，户外闻咯咯声，孝烈皇后率众人解之。《今言》云：西苑宫人之变，圣躬甚危，绅用桃仁、红花、大黄诸下血药，辰时进之，未时忽作声，去紫血数升，申时遂能言，又三四剂平气活血药，圣躬遂安，次年，绅以用药惊忧病死。而不能自疗其惊悸。《明史》：绅得疾曰：曩者宫变，吾自分不效，必杀身，因此惊悸，非药石所能疗也。王所在治疾无不立效，而不能自知服药之误。《续名医类案》：节斋得心腹疾，访峨眉道者治之，道者问公于服饵有生用气血之物焙制未彻者乎，曰：有之，常服补阴丸，数十年矣，中用龟甲酒炙而入之。曰：是矣，宜亟归。节斋遽投檄，归至吴闻，下赤色小龟无数而卒。医岂易为哉？

《元史·方技传》医家仅列李东垣，言其学于《伤

— 41 —

寒》，痈疽眼目为尤长，而不及脾胃，载治验有六，皆不详其所用之药。史例大率如此，然而略矣。

道士知医最著名者，有崔紫虚；僧则有深师，荆山浮图，师慎柔和尚；宦官则有罗大无知悌；妇女则有胡宗仁之母徐氏，妻李氏。医任死生之重，而通性命之微，固无人不当学也，特非尽人所能学耳。

上古俞跗治病，能割皮解肌，湔洗肠胃，漱涤五脏，华元化犹传其术，史所称刳破腹背，抽割积聚是也。华以后能之者无闻焉，虽有弟子吴普、樊阿，不尽其奥。岂神奇之术，非其人勿传欤？

《续名医类案》卷三十"奇疾门"钱国宾案注云：钱塘人，万历时人，有《寿世堂医案》四十则，多奇疾，乃刻本由杭太史董甫处借得，凡三十二字，阁本无，魏氏家藏本有奇疾门。钱论肉行一症，可补瘟疫诸书之缺。云：癸亥冬，山海天行时疫，病者头痛发热，恶心口渴，神昏欲寐，四肢不举，其肉推之则一堆，平之则如故，医有作伤寒者，有作时气者，投以发散药，无不加重，死者数百，时督师阁部孙及赞画各伤一仆，至乙丑春，钱之关门谒太师，谈次问及曰：此症天行时疫，名肉行，人肉属土，土燥则崩，土湿则流，其邪感于血脉肌肉，不比伤寒所治，古今医集不载，止于官邸便方见此异症一款，因人血枯，而感天时不正之气，当大补血，用首乌、枸杞、归、地等味，少加羌活风药，足以应病矣。若经发散，立死无疑。又治足跟响至头，声如雷，诊脉五部皆和，独肾尤大，举之始见，按之似无，乃肾败也。肾经自足走头，肾主骨，肾虚则体空，空则鸣，所以骨响。以六味丸加紫河车膏、虎骨膏、猪髓、枸杞、杜仲服之愈。又治两膊红十数条，头粗尾尖腹大，长尺许，阔寸许，曰：此青蛇异气，不急治，蛇形入腹而死，或生大小腿，如头向上，故入腹亦死。以针挑破头尾，使其不走，流出恶血，又研明雄黄唾调涂患处，内服清凉败毒散而愈。防风、荆芥、白芷、羌活、黄芩、黄连、金银花、槐子、甘草、当归、生地各一钱。观此则钱亦当时名手，而今罕有知之者，不有《续名医类案》，不几湮没无传乎？

《古今医案类按》云：高果哉先生，乃王金坛之高弟，《准绳序》中所谓嘉善高生隐士也，余童时习闻父老传诵其治病如神，著有《医林广见》及《杂症》二书，未曾刊印，得之者珍如拱璧，又有医案数卷，立方颇多奇巧，然险峻亦难轻试，略选数条，以存吾邑文献。其卷七一条云：魏子一患嘴唇干燥，自服麦冬一两，生地四钱，元参二钱。五味一钱，甘草六分，乌梅三个，虽有小效，而病根不去，高云：此症宜用神水，其法以铅熔化，散浇于地成薄片，取起，剪作长条数块，以一头镌眼悬吊于锅，锅内置烧酒，烧酒之上仰张一盆，与铅片相近，锅下燃火，使酒沸而气上冲于铅片，铅片上有水滴下盆内，谓之神水，取服之，以此水从下而上，能升肾中之水，救上之干燥也。按：《本草纲目》所载神水，指五月五日午时竹竿中雨水，其主治亦异，此可以补方书之缺，特录之。

今　人

吾里张云寰先生，季瀛，桐乡县人，医学深邃，求治者门常如市。余表兄周士勋，夏日身热不退，脉虚自汗，医用清暑药不效，先生诊之曰：口不渴，舌少苔，且神气虚弱，乃大虚证也，再服清暑药脱矣。投以八珍大补之剂获愈。其子铁葫上舍禾，亦精医理，诊病胆识绝人，有乡农病喘十余日，服药不效，登门求治，令服小青龙汤。乡农有难色，张曰：服此药二剂，仍不得卧者，余甘任其咎。乡农去，家人讶其失言，张曰：彼喘而延至十余日不死，非实证不能，又何疑焉？阅数日，乡农复来，则病果瘳矣。

临海洪菉园孝廉裕封，精医理，常言古方书如《伤寒》、《金匮》，今方书如《临证指南》，诚能专心玩索，诊疾自能奏功。台郡少良医，由于昧所适从，仅读《药性赋》、《汤头歌括》及《医宗必读》等书耳，其治病每以古方获效。文参军之子患暑症，初微恶寒，后壮热汗出，嗳气腹痞，口干渴，面肿头痛，大小便少，医用葛根、桔梗、制半夏、薄荷、佩兰、赤苓、通草、杏仁、芦根等药，渐觉气急神昏，菉园诊之，谓脉大舌黄，是白虎汤症也，投一剂，诸症皆减，改用鲜石斛、黄连、生甘草、金银花、瓜蒌实等味而瘥。张明径患春温，恶寒发热，喉烂，医用甘、桔、荆、防、牛蒡等味，病不减，菉园投以黄芩汤加连翘壳、杏仁，一剂获愈，此真善用古方者！

嫡兄星槎先生瀚，少好学，以多病兼玩医书，久而精能，宰化县，年老罢官，贫不能归，乃悬壶于会城顺德县。县令徐某之子夏月泄泻，服清暑利湿药不效，渐至发热不食，神疲息微，徐年已暮，只此一子，计无所出，延兄求治，兄曰：此由寒药伤脾，阳虚欲脱，宜进温药以救之。因用附子理中汤，徐疑不敢服，兄曰：此生死关头，前药已误，岂可再误？设此药有疏虞，我当任其咎。服药诸症俱轻，连进数剂全愈。徐大喜，倾囊厚赠，复为乞援同寮，因得全家归里。兄著有《制方赘说》行世。

钱塘吕槑村司马震名，官湖北，有政声，忽动归思，侨居吴门，为人治疾多获效。潘太史遵祁病瘅，服茵陈汤不效，服平胃散又不效，脘中若藏井底泥，米饮至前辄哕，吕诊之曰：湿固是已，此寒湿，宜温之。与五苓散加附子，药下咽，胸次爽然。方氏子伤寒疾革，议用牛黄清心丸，吕曰：邪在膈上蒙心包，开之是揖盗也，宜急下存阴。投以犀连承气汤，一服病愈。叶氏女周岁，遘疾将殆，仰卧，胸膈如皇，呻吟拒按，吕曰：此结胸也。服小陷胸汤立效。吕酷好医书，遍览百家，而一以仲景为宗，尝言仲景伤寒立法，能从六经辨证，则虽繁剧如伤寒，不为多歧所误，而杂症即一以贯之。其为医也，问切精审，不杂一他语，立方必起草，阅数刻始安。一家有病者数人，一一处之无倦容，暇辄手自撰论，阐发仲景之学，著有《伤寒寻源》行于世。

青浦何书田其伟，家世能医，初为诸生专于学，工古今体诗，未尝为医。自其父元长先生卒，念世业不可无继，稍稍为之，名大噪。有徐姓者，昏热发狂，力能逾墙屋，何曰：是邪食交结也。则其人果以酷暑食水浇饭，旋就柳阴下卧也。以大黄、枳实下之而愈。金泽镇某生逾冠未婚，得狂疾，用牛黄清心加味法，而嘱其家人于煮药时覆女子亵衣于其上，两剂而愈。门人疑之，何曰：是阴阳易法，吾用之偶验耳。尝作医论诗云：治病与作文，其道本一贯。病者文之题，切脉腠理现。见到无游移，方成贵果断。某径用某药，一味不可乱。心灵则手敏，法熟用益便。随症有新获，岂为症所难？不见古文家，万篇局万变。此可见其生平所得力矣。

表兄周乙藜学博士照，潜研医理，尝治分水典史王某之妻，两臂挛不能举，面色黯淡，脉沉缓，诸药不效，令服活络丹数服即愈。后以治手臂足腿挛肿之属寒湿者皆效。乙藜之戚张氏妇，体弱恶食，月信已停八月，就诊于苏州名医何氏诊之，云是经阻，令服通药，乙藜诊之曰：六脉滑疾，右寸尤甚，是孕也，且必得男。以安胎药与之，阅四月果生男。

乌程钮松泉殿撰，福保之父，晴岚封翁芳鼎，精外科术，贫者求治不取钱，且赠以药，制药不惜重值，拯治危症甚多。殿撰尤好岐黄书，在京师每为人治愈危疾。尝治其同年之母，高年患痢，医用芍药汤不效，转益困笃，身热不食，殿撰询知病前曾多食蟹，诊脉左弦数，右数而弱，舌苔中黑，腹痛喜按，力排众议，专主热药，用熟附子八分，炮姜一钱，白芍一钱，吴茱萸五分，焦白术三钱，茯苓三钱，肉桂八分，炙甘草一钱，砂仁五分，陈皮五分，生姜二片，一剂痢稀热减，去茱萸、陈皮，加丁香、木香，二剂痢止，改用补中益气汤，加附、桂、炮姜全愈。殿撰有诊治医案一册，名曰《春冰集》，盖言慎也。

吴江陈梦琴茂才希恕，家居芦墟，其曾祖为诸生者名策，得外科秘方于外家潘氏，始为医。茂才幼好学，有声庠序间，壮岁家中落，母令习家学，可养生兼可治生，乃从其兄省吾上舍希曾学，期年而业成，生平所治疾，悉录成为书，积三百二十二卷，手撮其要为十册，以训子侄。其婿沈沃之学博曰富，择取之，为《妇翁陈先生治疾记》，篇长不备录，录其尤者。一人无故舌出于口寸余，他医遵古方熏以巴豆烟，饮以清心脾药不效，先生命取鸡冠血涂之，使人持铜钲立其后，掷于地，声大而腾，病者愕顾而舌收矣。或问其故，先生曰：舌为心苗，心主血，用从其类，必鸡冠者，清高之分，精华所聚也，掷钲于地者，惊气先入心，治其原也。以湉按：周真治妇因产子舌上不收，以朱砂敷之，令以壁外堕瓦盆作声而舌收，此盖从其法化出。

先生治疾，以至之先后为序。一日忽于众中呼一人前问所患，曰：臂有微肿。视之仅一小疱，先生潜谓同来者曰：此白刃疔，试视其额端已起白色，速归矣，危在须臾。其人方出门，面部白色渐趋口角，未至家死。

徐氏子年二十余，四肢不举，昏昏欲寐，食后益甚，莫识其症，先生曰：是见《肘后方》，名曰谷劳，

— 48 —

由饱食即卧而得。以川椒、干姜、焙麦芽为丸服之，遂瘳。

有食鸦片烟者，遍体发疱，痛痒交作，抑搔肤脱，终日昏愦，语言诞妄，先生曰：此中毒之最甚者，寻常解法，恐不及济。用朱砂一两，与琥珀同研末，犀角磨汁，和三豆汤进之，神志顿清，遍体无皮，痛不可忍，复磨菖蒲、绿豆为粉尘粘席，乃得安卧，不半月愈。

胡氏子咽痛气急，勺水不能下，或曰风温，或曰风痰，先生切其脉细微，手足清而脾滑，曰：虚寒喉痹也，用理中汤。观者皆骇相顾，先生曰：急服之，迟将不及，苟无效，余任咎耳。覆杯而平。

吾邑张梦庐学博千里，少工诗文，长精医术，家居后珠村，就诊之舟，日以百计，医金所入，半周亲友，不置生产，惟聚书数万卷而已。时长兴臧孝廉寿恭有文名，张延课诸子，臧亦通医理，尝问张曰：长洲叶氏忌用柴胡，吴江徐氏讥之，先生亦不轻用此味，得毋为叶说所惑？曰：非也。江浙人病多挟湿，轻投提剂，瞑眩可必，获效犹赊。叶氏实阅历之言，徐氏乃拘泥之说，此河间所以有古法不可从之激论也。臧曰：闻先生治疮疡，不用升药，何也？曰：升药即汉之五毒药，其方法见疡医后郑注，自来疡医皆用之，然

— 49 —

诸疮皆属于心，心为火脏，又南人疮疡皆由湿热，若更剂以刚烈整炼之药，弱者必痛伤其心气，强者必反增其热毒，此所谓不可轻用也。张生平拯危疾甚多。尤著者，湖州归某，寒疝宿饮，沉绵四年，诸药不应，投一方立效，三易方全愈，兹录于后。初诊云：肝阳郁勃，动心犯胃，久则胃气大伤，全失中和之用，以致肝之郁勃者，聚而为疝，胃之停蓄者，聚而为饮，疝动于下，则饮溢于中，所以居常胃气不振，时有厥气攻逆，自下而上，懊憹痞澁，必呕吐酸绿之浊饮，而后中阳得通，便溺渐行，此所谓寒疝宿饮互为病也。病经数年，宜缓以图之，若得怡情舒郁，当可全愈。茯苓三钱，桂枝三分，生冬术一钱半，炙甘草四分，小川连三分，吴茱萸（泡淡）三分，干姜三分，制半夏一钱，枳实（炒）五分，白芍（酒炒）一钱半，生姜三分，竹茹七分。次诊云：寒疝宿饮，盘踞于中，久而不和，阳明大失中和之用，今肠渐通降，屡次所下黑黄干坚之矢，既多且畅，则肠腑之蓄积者得以渐去，肠通然后胃和，此数年来病之大转机也。盖饮疝互扰，皆在阳明，下流壅塞，则上流何能受盛传导？盆满必上溢，此理之易明者也。今宜专与养胃，以渐渐充复其受盛传导之职。机不可失，正在此时。至于痔瘘溺少，皆属阳明，可一贯也。党参三钱，橘皮钱半，茯苓二钱，制半夏一钱，麦冬（去心）钱半，火麻仁二钱，叭杏仁（去皮尖）二钱，白蒺藜（炒去刺）二钱，刀豆子（炒研）三钱，黑芝麻三钱，柿饼（煨）半枚，白粳米一撮。三诊云：病缠三四年，至今秋才得肠腑通润，燥矢渐来，继以溏润，然后胃脉不致上逆，呕吐止而饮食进。可见阳明之病，以通为补也。今深秋燥令，痔必稍愈，仍宜柔养阳明，以期渐渐克复。党参三钱，橘皮钱半，茯苓二钱，制半夏一钱，麦冬（去心）钱半，秫米二钱，金石斛三钱，枣仁（炒研）二钱，生甘草四分，驴皮胶二钱，柿饼半枚，荷叶一角。

历代宰相通医理者，伊尹而后，狄梁公、陆忠宣公、范文正公是已，我朝山阳汪文端公亦谙医理，其评吴鞠通《温病条辨》有云：温热、湿温为本书两大纲。温热从口鼻吸受，并无寒症，最忌辛温表散，但当认定门径，勿与伤寒混杂，再能三焦投药，辨清气血营卫，不失先后缓急之序，便不致误。湿温为三气杂感，浊阴弥漫，有寒有热，传变不一，全要细察兼证，辨明经络脏腑、气血阴阳，湿热二气，偏多偏少，方可论治。又云：热证清之则愈，湿证宣之则愈，重者往往宣之未愈，待其化热而后清，清而后愈。一为阳病，一兼阴病，难易较然。观此知公学识之精矣。

吾里孔行舟上舍广福善医，治外感尤精，尝云：噤口痢半因误药而成，医者治痢，辄用葛根，湿热提入阳明，遂至哕逆不食，变成险症，急投以黄连、干姜，庶克有济。余见近世治外感，不辨手足六经，辄用葛根、柴胡，温病遇之，鲜不轻者至重，重者至死，病家不识药性，以为疾不可治，而不知医实杀之也，可慨也夫！

《续名医类案》云：鲍蒸饮年二十余，夏月至歙受热，鼻衄愈后，偶啖梨，遂得吐症，盖肝火而胃寒也。百治无效，闻说吐字则应声而呕，后至吴门就叶氏诊，以其脉沉细，令服附子理中汤，参、姜、附俱用三钱，服后出门，行及半里，觉头重目眩，急归寓，及门而仆，其尊人谙药性，谓必中附毒，亟煎甘草灌之，良久乃苏，后去附子，仍服三剂，吐转甚，再往诊，仍令服前方，遂改就薛氏，告以故，薛用六君子汤，服四剂无验，冬月感寒增咳，缠绵至夏，余偶访知则病剧，询知为向患吐，近复二便秘，已七八日不食，惟渴饮茶水，更医数人，或言令以艾灸脐，俱不应，请诊之，见其面色青悴，脉弦伏而寸上溢，谓此缘脾阴大亏，水火炽盛，又因久咳肺虚，肝无所畏，遂下乘脾而上侮胃，致成关格，幸脉不数，易治也，宜先平其肝，俾不上冲而吐止，斯肺得下降而便行，令以黄连、肉桂各五分，隔汤蒸服饮下，觉吐稍止，即能食糕数块，然二便胀不可支，令以大田螺一枚捣烂，掩于丹田，以物系定，不逾时，二便俱行，所下皆青色，遂霍然而愈，时甲戌五月二十七日也。按：甲戌为乾隆十九年，叶天士卒于乾隆十年，诊疾者当是其后人，若出天士手，必不若是。后以六味加减，入沙参、麦冬等，咳嗽亦止，向后常服养荣之剂，吐不复作。余按：鲍刊《名医类案》，魏为校正，鲍赋夕阳诗，魏亦和作，二人之交情，非比寻常，盖有由然矣。

上元葛芝山布衣铺，少孤极贫，读书僧寺，遇异人援书一卷，乃岐黄家言，其方甚秘，习之以治者效如神。群小儿戏，一人张口而跳，蹶伏门限，舌断堕地，一人骑门限坐力猛，肾囊破，睾丸坠，葛悉为安之。自朝至日中，门庭如市，口讲手画无倦色，午后携百钱独游，或采药，或看花，或冒雨雪提酒榼访知己。当道闻名，迎者沓至，则诡曰：葛某穷士，藉医苟活，实无伎俩，昨误杀人，群聚殴之，已遁矣。其志趣如此，尤精砭法，凡病赤游风，汗不得发，死者十八九，宜以血代汗，葛削竹夹瓷锋砭之，出血如珠，密排而不流立愈。盖轻则皮不破，重则肉伤，无第二手也。咸丰癸丑三月，贼陷金陵，胁为内医官，不从。十四日既夕，异旧制两棺于厅事，出白金九锭，分赠邻里，且托身后事，遂与妻周氏纵饮沉醉，整衣冠，各入棺，呼其兄子盖而钉之，时夜将半，至四更，闻棺中格格然，盖气始绝也。其友当涂马鹤船学博寿龄为作诗，余撮其略如此，惜不得其治验方云。

陈载庵坤，居山阴之柯桥，承其父梅峰先生灿之传，虚心临证，屡救危殆，犹复广搜书籍，研究忘倦。咸丰丁巳春，访余于武林，相见恨晚，各出所藏秘笈互抄。载庵之长子幼时喉痛数日，遍体发疱如剥皮状，痛痒难堪，医者不识，载庵焦思无计，忽忆唐笠山《吴医汇讲》中曾载，名曰疬疱，须以蜜煎升麻拭摩，若不即疗，必死。乃即如法治之，蜜随涂随消，二昼夜用蜜数升遂愈。其好学之获效有如此。

杭州赵芸阁泰，勤求医理，洞烛病机，其戚有为医误治，服利湿药以致危殆者二人，赵皆拯治获痊。其一患淋症，小便涩痛异常，服五苓，八正等益剧，赵询知小便浓浊，曰：败精留塞隧道，非湿热也。用虎杖散入两头尖、韭根等与之，小便得通而愈。其一膝以下肿，医用五苓，肿更甚，赵以其肿处甚冷，而面色㿠白，知是阳虚，令服金匮肾气丸而愈。夫南方湿病居多，此二症尤多挟湿者，兹独不宜于利湿药，可知治病不当执一，非学识之精者，焉能无误哉？

吾邑沈吟梅州判炳荣，熟精医理，官直隶时，曾治一妇，年二十八，因丧夫而得颠疾，时发笑声，用六味地黄汤加犀角一钱，服二剂即痊。盖笑主心，心生火，心郁则火愈炽而上升，故以此药交心肾，使火

— 54 —

熄而病自已也。

古　书

　　医家著书，每为假托之辞，以炫其功能。如窦材《扁鹊心书》，则以为上天所畀，《张景岳全书》，则以为游东藩之野，而遇异人，至陈远公《石室秘录》，乃竟托之于岐天师雷公，尤属不经。《洪氏集验方》五卷，宋·洪景严遵所辑，《本草纲目》采宋人方书甚多，独遗此书，盖失传久矣。嘉庆间，吴县黄尧圃丕烈，得宋刻本，乃重刊之，其书始传于世，黄序中谓此书刊成，求序于独学老人，谓石殿撰韫玉。有札示余曰：昨所言交感丹，疑用香附太偏重，因查敝处所藏方书，乃是香附一个，配茯神四两，尊抄是香附一斤，窃意香附一个，无一斤重之理，恐系抄胥之误。能再查原本，此固慎重起见，然余即以此方降气汤二条证之，一用半斤，一用五两，是递减用之，原方一斤非误俟，宋之癖如是，并附著之以质之深于医理者，一正其是非云。余按：用药分两，有君臣佐使之不同，即如此书中苏蓉茸附丸，菟丝子六两，而沉香仅一分，以视一斤四两，更为轻重悬殊，且《瑞竹堂经验方》亦载是方，香附亦用一斤，《本草纲目》收入香附条下，分两悉合，然则黄说是也。

《苏沈内翰良方》沈存中自序有云：世之为方者，称其治效常喜过实，《千金》、《肘后》之类，尤多溢言，使人不复敢信。夫《千金》、《肘后》，为古方书之佳者，而犹若如此，况其他乎？即如此书中苏合香丸、至宝丹等素称神效，而统观全书，热药居多，至若止吐软红丸之用信砒、巴豆，治惊辰砂丸之用腻粉、龙脑，尤为峻厉，岂可轻视？又小柴胡汤为伤寒少阳证主方，而此书以为赤白痢尤效，且谓痢多因伏暑，此药极解暑毒，凡伤暑之人，审是暑喝，不问是何状，连服数次即解，是欲执此方以治一切暑喝证也，不又为圣散子之贻？祸于世乎？是知方书非无可取之处，而不能尽善，在人精心审择，以定弃取耳。

宋·董汲《旅舍备要方》，《四库全书题要》云：汲因客途猝病，医药难得，集经效之方百有余道，内如蚰蜒入耳及中药毒，最为险急，而所用之药至为简易，其杂伤五方，古书中不少概见，今亦罕传，尤见奇特，盖古所谓专门禁方，用之则神验，至求其理，则和扁有所不能解，即此类也。今录其方以备用。

治蚰蜒入耳，胆矾末一匙，以醋少许滴灌之，须臾虫化为水。解中药毒，并虫毒闷乱吐血烦躁，甘草一两生用，白矾五钱，生延胡索一两，上为细末，每服半钱，水一盏，煎至六分，去滓，放冷细细呷之。杂伤，治火伤被火烧处，急向火灸之，虽大痛强忍之，少间不痛不脓。治犬马啮及马骨刺伤人及马血入旧疮中方，取灰汁热渍疮，常令汁器有火，数易其汁，勿令烂入肉，三数日渍之，有肿者，灸石令热熨之，日二次即止。

治蛇咬久不效，及毒气内攻疮痛方，雄黄、白矾等分研就，刀头上爆令镕下，便贴咬伤处自瘥。治道涂大醉仆地，或取凉地卧。为蛇入人窍方，见时急以手捻定，用刀刻破尾，以椒或辛物置破尾上，以绵系之，少刻自出，此蛇有逆骨，慎不可以力拔之，须切记。壁镜咬人立死治之方，槟榔不拘多少，烧灰存性，先以醋淋洗，后以醋调贴之。又一方甚平易可用，并录之。治跋涉风雨，或道路误为细尘眯目，隐痛不能视物，随所眯目以手分开，自以唾搽之即愈。

偶从友人处见张叔承三锡《医学六要》眉间评语甚佳，惜不知何人手笔，摘录数条于此。惟痰最易忽略，鄞医周公望治谢时素三十年不愈之痰，用滚痰丸三服顿除。又治一梦遗几死，百补不愈，以滚痰丸一两行之即愈。葛可久补髓丹，黄蜡与鸡同用，此二味不宜并食，录有明禁，当删去。一人嗜酒，醉后服葛花即解，一医曰：此人不久矣，疏利太过也。果以风痹死。吞酸一症，东垣作寒证，河间、丹溪作热论，世人因有标本之说分属之，吾辈固当兼参，然治常得芩连症，用姜桂者甚少，岂东垣之法可废哉？缘俗医治病，初多用温散，久久寒化为热，未有不从热治者耳。一娠妇小便，遍数多而溺少，涩而不通，余用补中益气汤吞六味丸四钱愈，《医贯》法也，次日令再服，病人以不惯丸药，且谓地黄泥隔遂止，越四日病复作，必欲易一方，因以清心莲子饮与之，一服效，后视《伤寒准绳》知古有成法也。妊妇转胞，由胎压膀胱，大抵虚陷所致，薛氏以补中益气汤举之，较丹溪四物、四君、二陈煎服探吐为稳。杭医陈月坡治鄞谢宣子室人，一剂而通，盖清气之陷，总因浊气不降耳。升之则降矣，降之则升矣。催生如柞木饮、兔脑丸、通明乳香等法，俱不足存，只一味独参汤妙甚，余第四女难产一昼夜，服参半斤而生。高鼓峰每用参、芪各一两，当归五钱，川芎三钱，冬月加桂以温之。

《四库全书》医家类存目《药镜》四卷，浙江巡抚采进本。《题要》云：明·蒋仪撰。仪，字仪用，嘉兴人，正德甲戌进士，其历官未详。是编前后无序跋，惟凡例谓《医镜》之镌，骈车海内，今梓药性，仍以镜名云云。此书余于咸丰七年，从武林书坊得刊本四卷，乃与王宇泰《医镜》四卷有仪用崇祯辛巳序文。合刻者，前有仪用之弟云章彦文氏顺治丁亥序，及仪用康熙二年自序，各卷首刊嘉善蒋仪纂定，常醴参订。彦文之序，谓仪用负宏济苍生之愿，出入场屋，见刖执事，郁郁不得志，以为无爵位而有功名，可以遂我宏济之愿者，莫若业医，若遍访名宿，遂得宗旨于王宇泰先生，发其枕秘，有《医镜》一书，镌传海内，学人奉为指南矣。然而用克镜医，必先镜药，岁在乙酉魏塘春夏为弘光元年，魏塘秋冬为顺治之二年，民之死于兵死于疫者，盖踵相望，仪用侧处北村，恻然心伤，益无意章句，乃集古今药性全书，并诸名家，及金坛用药秘旨，手自删订编辑，缀方给药，全活乡党贫人，又与常子馨逸互相考论，砥琢词章，协以声韵，成书四卷，名曰《药镜》。又云：仪用近葺蓬编茨，驱儿辈及僮仆，督耕陇上，暇时买药归来，悬壶街市，袖古今医说，研穷探味，云以自老。据此则仪用应试而未尝登第，入本朝业医以终。《题要》所云，乃据采进本之辞耳。及考《嘉兴府志·撰述门》，只有卜祖学《药镜》，无仪用名，当亦有误，特识于此，为吾郡征文献者告焉。

张介石谓《医贯》以六味治伤寒，其言如酲。叶天士谓景岳以大温中饮治温邪时疫，言滋阴可以发汗，真医中之贼。盖赵氏喜用六味、张氏喜用参桂，立言一偏，遂滋流弊。今二书盛行于世，读者必详察其失，而节取其长，斯可矣。

《史载之方》二卷，即《直斋书录解题》所云：蜀人史堪《指南方》也。此书世少传本，余从新城罗镜泉学博以智，借得抄本录之，《洪景严集验方》曾记载之，治妇人气块刺痛二方，兼及其治验，盖亦能医之士也。然其书中之方，大半皆麻黄、独活、附子、官桂等药，其治疫毒痢之通神散，用麻黄、官桂、甘草、川芎、白术、细辛、独活、桔梗、防风、芍药、白芷、牡丹皮、牵牛，第二方用诃子，第三方用硫黄，杨子建袭之，改为万全获命三方，并袭其说。如寒邪犯心，水火相战，所以先发寒热，水火相犯，血变于中，所以下赤痢云云。孔以立《痢疾论》深诋之，斥为不经之说，又谓不辨人体之强弱，脉息之虚实，擅用麻黄、术、桂、牵牛、诃子、硫黄，实乃杀人之事。其论良然。

宋·灵泉山初虞世《古今录验养生必用方》，人间绝少，咸丰初年，杭州吴山陶氏宝书堂书坊，偶得宋刊本于四明，湖州丁宝书以钱六千购之去，余友罗镜泉亦喜搜奇书，闻之大惊，急从丁君强借抄副本，余因得录一册。按《郡斋读书后志》谓是十六卷，《直斋书录解题》及《宋史·艺文志》谓是三卷，《通志·艺文略》亦云三卷，又有《续必用方》一卷。此册分上中下三卷，前有绍圣五年宗室捐之重刊序文，书中记传方之人甚多，皆详其出处行谊，知亦有心人也。卷首论"为医"一条云：用药之法，先审有害无害，苟能无害，是为有利，盖汤丸一入不出，人死岂可复生？历劫长夜，永为冤对，无有免离。仁者鉴此，岂不勉旃？语简旨深，可为医门药石。

张戴人治病，专用汗吐下，然则其时病者竟无虚症当补者乎？医术虽高，不谓之偏不得也，其医业中往往不详脉象，此出自麻知几辈之手，不免多附会失实，至如治劳嗽、治虚劳、治冻疮，皆以舟车丸、浚川散大下之，治临产病喘，以凉膈散二两，四物汤二两，朴硝一两，煎令冷服，且谓孕妇有病用朴硝，八月者当忌之，九月十月内无碍，其说皆未可信。

雷公、扁鹊，皆上古时人，战国时秦越人慕扁鹊学，因称扁鹊，迨后宋《雷敩炮炙论》亦称雷公，《窦材心书》亦称扁鹊。《炮炙论》之称雷公，乃后世所传讹，《心书》之称扁鹊，则材直以之自称，从来著书家，未有如此夸大者。

秀水殷方叔仲春《医藏目录》一卷，就其生平所见医书，自上古以及近世咸载焉，分为二十函，函各数十种，首曰"无上函"，自《内经》、《神农本草》、《难经》诸书，外兼及《易经》、《洪范》、《繁露》，盖本孙思邈大医须兼识阴阳卜相之意。同时平湖陈懿典为作序有云：方叔研讨方药，治病称神，户履常满，然萧然环阓中，不走五都，不游大人，而《医藏》一编，网罗悉人间未睹之书，议论阐古人未发之旨。考《嘉兴府志》方叔有传，在"隐逸门"，是殆精于医而不以医名者，方叔又能诗，有《安老堂集》，惜未得见。

董氏琏《卫济宝书》，吴晓钲得袁永之影宋定本二十二篇，完善无缺，视文劳同之本多三之一，后有"续添方"，乃元人所辑，不知名氏，方多佳者，摘录于此。治毒蛇咬，先以麻绳扎伤处两头，次用香白芷细末掺于疮口，以多为妙，仍以新汲水调下半两许，毒气自消。一方用热酒调下，诸方皆用麦冬水，盖欲先护心气也。系瘤法兼去鼠妳痔，出《集验方》，真奇捷也。芫花根洗净带湿，不得犯铁器，于木石器中捣取汁，用线一条，浸半日或一宿，以线系瘤，经宿即落，如未落再换线，不过两次自落，后用龙骨并诃子末敷疮口即合，依上法系鼠妳痔，屡用得效。《苏沈良方》亦有用蜘蛛者，然费力，不如此径捷。如无根，只用花泡浓水浸线亦得。赵氏尝用以系腰间一瘤，不半日即落，亦不痛。二圣散治咽喉风热缠喉一切肿毒，鸭嘴胆矾二钱半，白僵蚕半两去丝嘴，共为细末，每用少许，以竹管吹入喉中立效。来苏膏治惊邪风痫，心恙狂乱，积热痰涎上冲，破伤风搐牙关不开，无问远年近日，并皆治之，用干圆肥好无蛀皂角去皮弦子槌碎，用清净酸浆水一碗，春秋浸五日，夏浸二日，冬浸七日，搓揉去滓澄净，用磁器内以文武火熬成膏药相似，摊以新夹纸上阴干，遇病人用时，取手掌大一片，用温浆水化于瓷器内，将病人扶坐，用竹苇筒装药水，扶起病人头，吹入左右鼻孔内，扶定良久，涎出为验，此药治愈病人不计其数，大德六年，有行御史台徹里大夫舍人一十四岁，因风热痰涎潮搐，牙关紧闭，不省人事，二台医治疗无门，有台掾李受卿收此妙药，依法吹入左右鼻孔内，须臾痰涎出及一碗余，立苏。

今　　书

魏玉璜先生之锈《续名医类案》，余既借录阁本全部，后又假得魏氏家藏抄本，校勘一过，并视阁本多所更正。前有杭太史世骏、余太史集序文并目录。后有魏轼跋。海宁王孟英士雄《潜斋医话》谓卷首无序无目，殆只据阁本言耳。今录跋语于此，云：《续名医类案》六十卷，乃先君校刊汪氏《名医类案》而成，较篁南所辑为尤备，是书之优劣，《提要》序文论之详矣，余小子不敢赞一辞。书中兼援江氏例，临证案附见焉。

乾隆甲午岁，恭逢朝廷开四库全书馆，父友朱先生明斋携此册入都，亟录副详校以进，幸蒙采录，此千载一时之恩遇，得以藉传不朽。原本仍发还本家，敬谨收藏，馆上指驳数条，谨更正焉。经进后，鲍氏知不足斋拟刊，未果。原本为先人手泽贻留，未敢出以示人。兹慎选楮毫，精抄全部，评校装潢，以冀当代大人君子布金刊板，广播艺林，诚于身心有裨，铽又何敢为独得之秘耶？时嘉庆丁丑冬日，临江草堂后人铽盥手拜跋。

张景岳偏主温补，尊而信之者不少，近日攻击之者亦复有人，如叶天士、魏玉璜、章虚谷、陈修园。其最著也，叶天士《发挥》一书，尤为深切详尽。究之景岳之重扶阳，时势适然，亦以救弊，学者循览其书，必当与《发挥》参观，斯不为其所误。惟《发挥》为家藏之板，久不印行，余历年搜访，至丁巳岁，始于吴门购得一部，惜力绵未能重刊广传也。

如皋顾小澜学博金寿，少擅才藻，壮岁贡入成均，屡困秋试，年四十，南归秉铎，遂绝意功名，专精医理，每遇宿学名师，不惜虚怀就正，求其精微，治一证必刻意精思，寝食惧废，方定，卒起沉疴，晚岁弃官，家于吴门，求治病者踵相接，门第子汇录方案，因选择百条付梓，道光乙酉秋镌，名曰《吴门治验录》。其治病每用人所不恒用之药而奏捷效。妇女解郁调经，则以合欢皮煎汤代水。妇女反胃痰饮，则用东壁土墙、白螺蛳壳，入黑驴溺，连土阴干，研末入药。盖黑驴溺入肾，阴中至阴，善通水道，取其引火下行，最为神速，但气味过臊，胃虚者格格不入。白螺蛳能于水土中潜行成道，且可化阳明郁痰，通厥阴郁火，又得东壁土拌而阴干，既无气味，更得殊功。又治痰迷心窍，忽于数日所读之书，皆不记忆，用茯神五钱，远志肉钱半，制半夏钱半，陈皮一钱，九节菖蒲五分，陈胆星五分，珍珠母三钱，生甘草五分，以惜字炉灰一两煎汤代水，煎服获效；去胆星，加生益智仁一钱，醋煅灵磁石三钱，十服全愈。盖养营开窍化痰，特以字纸灰作引，复加益智启聪明，磁石交心肾，医以意会，亦由善思而后得之也。

吴县薛瘦吟_福，能诗精医理，流寓秀水之王江泾，著有《瘦吟医赘》，附录诗十数首，其自书吟稿后云：离家十载感华颠，一检奚囊一黯然，未必书坊有陈起，江湖诗好定谁怜。语殊清婉。吴江李显若王猷，《闻湖诗续抄》谓瘦吟治疾疏方，雄谈惊座，惟执于用古，持论虽透澈，而服其药者往往不效，以故门可罗雀，釜或生尘，年七十余，穷困以终。然观《医赘》所言，非尽不合时宜者，如云今之伤寒，皆温热病也，若太阳之麻桂、青龙等症无有也，初起只须葱豉合凉膈散散表邪，兼清里热，令其微汗而解。又云：看温病先验舌之燥润，以渴不渴为要诀。又云：暑疟多燥，其治在肺，重者，人参白虎，或竹叶石膏加厚朴，轻者，杏仁、滑石、蔻仁、丝瓜叶、芦根、米仁之属。湿疟多寒，其治在脾，宜苓桂术姜或消暑丸之属。又云：吾吴前辈吴正功，只教人看《医方集解》，徐炳南晚年，案头只两本《广笔记》，青浦吴元常以《临证指南》为枕中秘，角里牛孚亭于《已任编》亦然。可见心得处不在多也。然无心得者，不得以此籍口，欲求心得，正非多读古书不可，盖不博亦断不能约也。此皆可为医学津梁，而其治病乃如此，俗所谓行医须运气者，殆非诬欤。

《医赘》所列单方有绝胜者，录之以广其传。取鲜合欢皮两许，煎服，治鸡盲颇效。

吐蛔：瓦松炙存性等分，研细和入制过炉甘石内，敷烂弦风眼，极有神功。

凤尾草根，背有金星，又名金星草，洗去泥，打烂，同鸡子清研和如膏，入麝香少许后敷脐上，一日一换，小便即长，退水肿甚速，不动脏腑，信良方也。

疥疮每日煎鲜首乌一两，川萆薢五钱，服一二十剂，重者二三十剂，无不效。

小儿小水不通，胀急欲死，囫囵莲房一只，煎服即通，鲜者尤妙。

金蟾化管丸，水银三钱，雄黄一两，大蟾一只，银硝一两，明矾一两，先以水银、雄黄用火酒二斤，渐煮渐添，酒尽为度，其末用纸包好，取大蟾去肠留肝肺，以药纳入缝好，另银硝、明矾研末，入阳城罐，加水半茶盅，加火上熬干于底，放地中入蟾于内，升文火二枝，中火一枝，武火一枝，候开看刮下灵药，用蟾酥汁为衣，如芥子大，凡管用一丸，放管口外，盖膏药自入至底，虽弯曲处能到，嫩管自化，老管自退，七日见效，如不全退，再用一丸，无不除根。

老马兰头饱吃，可治内痈。

鼓证湿邪入络居多，消滞利水，徒伤气分，焉能奏绩？方用新绛钱半，蜣螂虫二钱，延胡索钱半，丝瓜络一枚，淡木瓜钱半，川通草一钱，路路通十枚，生米仁八钱，陈香橼皮半只，干佛手三片，川郁金一钱，远志八分，即此数味出入加减，自能奏捷。至消滞莫如红曲、鸡内金，达下莫如车前子，降气莫如苏子、川贝。又瘦吟自载医案云：尝治一徽商积虚痰喘，用金水六君加熟附、细辛、五味，煮米仁浆丸，外用水澄生半夏、生姜二粉为衣，终剂而十余年之病如失。后治数人，并效如神。

程氏钟龄《医学心悟》，篇幅虽隘，其方颇有佳者。余戚李氏妇患噎症绝粒，诸药不效，医告技穷，奄奄待毙。余检此书启膈散令煎汤服之，北沙参三钱，丹参三钱，川贝二钱，茯苓钱半，砂仁壳五分，广郁金五分，柯蒂二个，杵头糠五分，四剂而能纳食，去郁金，加菱皮一钱，服四剂，复加味调理全愈。

南海何西池梦瑶《医编》，余遍求之苏杭书坊不可得，丁巳冬日，从严兼三借录一部。西池少负才名，学士惠公，称为南海名珠，生平笃嗜医学，成进士，为宰官不得志，乃归田行医，所著《医碥》七卷，刊于乾隆十六年。自序有云：或曰方今《景岳全书》盛行，桂附之烈，等于崑冈，子作焦头烂额客数矣。人咸谓子非医病，实医医，是书出，其时医之药石砭，碥当作砭。余笑而不敢言。凡例有云：河间言暑火，乃与仲景论风寒对讲，丹溪言阴虚，乃与东垣论阳虚对讲，皆以补前人所未备，非偏执也。后人动议刘、朱偏用寒凉，矫以温补，立论过当，遂开酷烈之门，今日桂附之毒，等于刀锯，梦瑶目睹其弊，不得不救正其失，初非偏执，书中时出创解，颇有裨于医学。

钱塘赵恕轩学敏《串雅内外编》，皆走方术。谓走方之药，上行者曰顶，多主吐；下行者曰串，多主泻；顶串而外，则曰截。截，绝也，如绝害然。此即古汗、吐、下三治也。又谓走方有三字诀，一曰贱，药物不取贵也；二曰验，下咽即能去病也；三曰便，山林僻邑仓卒即有。能守三字之诀，便是能品。其自序谓幼嗜岐黄家言，性尤好奇，闻走医中有顶串诸术，操技神而奏效捷，以此获食，其徒侣多动色相戒，秘不轻授，又多一知半解，罕有贯通者，以故欲宏览而无由。宗子柏云：挟是术且老矣。戊寅航海归，质其道，皆有奥理，顾其方，旁涉元禁，琐及游戏，未免夸新斗异，为国医所不道，因取其所授，重加芟订，存其可济于世，合余平昔所录奇方，汇成一编，名曰《串雅》。不欲泯其实也，并矫奇而归于雅，使后之习是术者，不致为庸俗所诋淇云云。然观其所载，多兴阳之方，大半热药，如天雄、附子、草乌、肉桂、硫黄、阿芙蓉、淫羊藿、鹿茸、蚕蛾等味，用之必致为害，且导人以纵欲，亦非大雅所当言也。此书无刊本，好事者若以付梓，当更为芟订，庶几尽善。

《傅氏女科》书，道光丁亥张丹崖凤翔序刊，近复刊入潘氏海山《仙馆丛书》，王孟英谓文理粗鄙，剿袭甚多，误信刊行，玷辱青主。余观此书，措辞冗衍，立方板实，说理亦无独得之处，尤可怪者，解妒有饮，谓可以变其性情，荡鬼有汤，且假托乎岐天师，更列红花霹雳散。成此书者，当是陈远公之流，而其学更不如远公，乃女科书之最下者。

《疡医大全》，搜罗浩富，而不及虏疮。见"今人门"陈载庵医案。虏疮出《肘后方》，采入《本草纲目》。《松峰说疫》，纪载详备，而不及肉行。见"古人门"钱国宾治案。可见著书之难，而习医者，当博览群书，不得拘守一家之言，谓已尽能事也。

无锡沈芊绿金鳌，《要药分剂》十卷，准徐之才十剂分类，凡四百余品，皆异常日用必需之药，故曰"要药"。其宣剂五灵脂注云：寒号虫，四足有肉翅，能飞，但不甚远，此虽名虫，既能飞则属鸟类矣，从前本草书多列虫部，恐非是，今故次于禽鸟之例。余按：五灵脂自虫部入禽部，始于《本草纲目》，岂沈未之见耶？

会稽章虚谷楠《医门捧喝》，谓春温症以黄芩汤为主方，必加柴胡、葛根为使，以邪伏少阴，乘少阳上升之气而发，郁勃既多，骤难宣达，其火内溃，或作暴泻，外灼则肢体疼痛，上炎则头痛喉痛，故加柴胡达少阳之气，再加葛根入阳明而止渴解肌，则汗泄而热去。或见其热盛，过投寒凉，遏其欲出之势，热反甚而难退矣。窃思春温由于冬不藏精，热邪既炽，真阴必伤，何得更以柴葛升提其阳，重耗津液，即欲宣达，加薄荷、牛蒡子、香豉等足矣，间有需柴、葛者，亦属偶然，不可云此症必加柴、葛也。《景岳全书发挥》，世皆知为叶天士之书，按武进曹畸庵禾《医学读书志》，谓此书为梁溪姚球所撰，坊贾因书不售，剜补桂名，遂致吴中纸贵，又谓陶氏《全生集》，山阴刘大化所撰，《本草经解要》、《医效秘传》、《本事方释义》，皆伪托叶氏。余观数书中，《景岳全书发挥》为最胜，惟尽情斥詈之处，有伤雅道，知其非天士手笔也。

昌邑黄坤载御元，少耽典籍，三十岁左目红涩，为医误治，过服凉药失明，遂发愤习医，穷究义蕴，著书甚富，然渺视千古，毁谤前人，其作《素灵微蕴》，谓仲景而后，惟思邈真人不失古圣之源，其余著作如林，无一线微通者。惊悸之症，在伤寒皆得之汗多阳亡，为少阳相火郁发，或以汗下伤阴，甲木枯槁，内贼戊土，乃有小建中、炙甘草证，重用芍药、生地以清相火，至于内伤虚劳，惊悸不寐，俱缘水寒土湿，神魂不藏，无相火上旺而宜清润者，即偶有之，而脾肾终是湿寒，严用和冒昧而造归脾之方以补心血，薛立斋又有丹皮、栀子加味之法，张景岳、赵养葵、高鼓峰、吕用晦更增地黄、芍药之辈，复有无名下士，作天王补心丹，肆用一派阴凉，群儿醉梦不醒，成此千秋杀运，可恨极矣。夜热之症，因阴旺湿土，肺胃不降，君相失根，二火升泄，钱仲阳乃作六味汤丸以滋阴亏，薛氏推广其义，以治男女劳伤、各种杂病，张氏、赵氏、高氏、吕氏，祖述而发扬之，遂成海内恶风，致令生灵夭札，死于地黄者最多，其何忍乎？下至二地、二冬、龟板、黄柏诸法，不可缕悉。究其源流，泄火之论，发于河间，补阴之说，倡于丹溪，二悍作俑，群凶助虐，莫此为甚。足之三阳，自头走足，凡胸胁壅满，上热燔蒸，皆足阳明少阳之不降也，李东垣乃作补中益气之方，以升麻、柴胡升胆胃之阳，谬矣，而当归、黄芪，亦复支离无当。风寒之症，仲景之法备矣，陶节庵作九味羌活之法，杂乱无律，而俗子遵行，天下同符云云。黄著作繁富，时抉精奥，惟所定诸方，偏于扶阳，遗精症谓土湿阳衰，生气不达，乃用桂枝、附子，堕胎症谓命门阳败，肾水渐寒，侮土灭火，不生肝木，木气郁陷而贼脾土，乃用干姜、桂枝充其类，将生人绝无阴虚火旺之症，是徒知责人，而不知责己矣。

余杭稽留山石云院微尘上人，以其家传经验奇方济世活人，年老惧失传，悉付之梓，名曰《石云选秘》，凡二卷，书中有接骨神方，用闹杨花子烧酒浸一夜煮酒，每服二分，亦可蒸透晒干为末，入虎骨五分，早上服，午间骨响，接上神效。余以庠说天台叶氏售跌打损伤药致富，甚秘其方，后为佣工人窃得以传，乃用闹杨花子置灶边，得烟气熏蒸，二三年后，研为末，收藏勿泄气，每服二三分酒下，治损伤立效，但力猛不可多服，石云方正与此同。

归安江氏涵暾《笔花医镜》，谓《程钟龄女科》一卷，悉从诸大家论说中斟酌尽善而出之，字字毫发无憾，并无近时《临证指南》等织巧习气，故依治每收实功。不知《临证指南》虽成于叶氏之门人，采录冗繁，诚为可议，然其审证立方，实多可法可传。即如女科之症，必主奇经，洵能独出手眼，遵而用之，鲜不获效。程氏书岂能见及此耶？是故读程氏书可与立，不若读叶氏书可与权也。

秀水钱彦矅处士经纶，居王江泾，康熙间人也，医术精核。有人仲冬病寒，诸医杂治不效，独处士言伏暑，投青蒿一味而愈。治病受值，必视其贫富，贫者常谢不受，富人以厚币远来，则又却之，且谢曰：若币重，不难致他医，何必我？我邻里孤穷疾病者若而人，待我诊治，安能舍之他适哉？或道逢他方，人问钱先生安在？辄应曰：死久矣。用是名不出乡里，而贫亦如故。殁后，乡人相传为土地神，历百余年未尝著灵怪，而祷祠下者不绝，盖隐君子之有德于乡间者也。著有《脉法须知》三卷，咸丰五年，其同里计二田上舍光昕，为锓板以传，贻余读之，盖荟萃诸家之说，而出之以精确，非积学有得者不能也。其《问法要略》一篇，语约而意详，胜于张景岳之十问，备识于此。入国问俗，入家问讳，上堂问礼，临病问便，慎之至也。问男女老幼贵贱，得病何日，受病何从，饮食便利，情怀劳逸，今昔何如，曾服何药，日夜起居，寤寐有无，痰嗽呕嗳，胀闷汗渴烦悸，头目耳鼻口咽喉胸胁腰背腹痛，手掌冷热，喜恶寒热，膝酸足肿，曾患何疾，疮伤中毒，瘀血病久，或汗下过伤，所嗜何味何物，或纵酒，或长斋，或房室，或泄滑，问妇女月水，有孕果动否。寡妇室女，气血凝滞，两尺多滑，非胎也。心腹痛当问新久，懒言惟点头，中气虚也，昏愦不知人，或暴厥，或久病，妇人僵厥，多中气，宜辨之。小便黄赤为湿热，清之渗之，小便色白，无热也，不可治热，利则气顺，涩则痰滞，重坠牵掣为虚，烦闷拘急为实，喜热恶利为虚，喜利恶热为实。

嘉善名医俞东扶先生震，《古今医案按》十卷，乾隆四十三年自序刊行，其书选择简严，论说精透，可为医林圭臬，惜坊间流传甚少，道光时，重修《嘉兴府志·方技门》，不为先生立传，撰述志亦不载此书，缺点也。其书甚推尊叶氏，所录治案，多《临证指南》所未载，卷三痢门有曰：嘉善一妪，常便血，时发时止，至五旬外，夏月便鲜血，里急后重，时或不禁，脉软不数，用五苓、建中转甚。因向宜凉血药，仍以四物加槐、榆、楂、曲，亦无效。叶天士先生以生苍术、生厚朴、炒陈皮、炙甘草、鸡内金、砂仁壳、丁香柄丸服全愈。又有一童子久痢，叶亦用此方全愈。人不解其故，震读徐春圃《医统》，因见此方，名醉乡玉屑，治小儿食瓜果致痢，久不愈，乃服先生之典博也云云。余尝以此方加车前子、泽泻治食伤水泻，亦多获效。

吴恕《伤寒指掌》十卷，见殷方叔《医藏目录》。皇甫中《伤寒指掌》十四卷，见《四库全书》医家类存目。二书皆少传本，嘉庆初，苕南吴坤安贞，又著《伤寒指掌》四卷，以南方近日之伤寒，大半属于温热，治法与伤寒不侔，伤寒入足经，而温邪兼入手经，伤寒宜表，而温邪忌汗，伤寒药宜辛温，而温邪药宜辛凉，苟不辨明，必有误治，故其书既述六经本病，而特参以温热立论，兼及类伤寒之症，先古法，后新法，条分缕晰，既精且详，余从乌程邵蔼人茂才楠借录一部，为蔼人之尊人仙根先生所评择，阐发曲畅，令阅者心开目明。仙根先生治病二十余年，屡拯危笃，盖得力于此书为多。

本朝医学极盛，医书亦大备，伤寒之书，喻嘉言《尚论篇》、柯韵伯《来苏集》、王晋三《古方选注》俱独出手眼，直抉心源，伤寒六经兼诸症，柯氏发其端，温热等病究三焦，叶氏宣其旨，茗南吴坤安荟萃群言，勒为成书《伤寒指掌》，而伤寒之学无余蕴矣。杂病之书，首称叶天士《临证指南》，而张石顽《医通》、秦皇士《证因脉治》次之，他若吴鞠通之温，《温热条辨》，戴麟郊《广温疫论》、刘松峰《松峰说疫》、余师愚《疫症一得》之疫，吴师朗《不居集》之虚劳，萧慎斋《女科经纶》、沈尧峰《女科辑要》之女科，程凤雏之幼科《慈幼筏》，叶大椿之痘科《痘学真传》，顾澄江之外科《疡医大全》，皆突过前贤。本草之书，刘若金《本草述》、卢子繇《本草乘雅半偈》、倪纯宇《本草汇言》、张隐庵《本草崇原》、张潞玉《本经逢原》、邹润庵《本经疏证》、赵恕轩《本草纲目拾遗》，罔不领异标新，足资玩索。医案之书，魏玉璜之博大《续名医类案》，俞东扶之精深《古今医案按》，顾晓园之灵巧《吴门治验录》，并堪垂范来世。辨正之书，徐灵胎之《医贯砭》，孔以立之《医门普度》，刘松峰之《温疫论类编》，姚颐真之《景岳全书发挥》，坊贾假托叶天士，其实乃姚所撰也。均可觉迷振愦。单方之书，毛达可之《济世养生集》、《便易经验集》，亦为医门珍笈。其余著述如林，尚难悉数，有志于学者，诵习古书，而又潜研诸家，弃驳取纯，融会而贯通之，何患道之不明不行乎？

高丽康命吉《济众新编》，采集众书而成，无甚创解，惟新增"管见"一条，论服人参、附子之害，语特精当，足以警世，录之。无论大人小儿，人参、附子，用之于热在阳分，则其害立至，医者即觉，若用之于热在阴分，则外似无害，或至数两而死，或致数斤而死，死亦不悔，医者病者终不觉悟，盖病在阴分，用热药熬尽其津液，然后命尽故也，如此死者，频频见之。

西国医士合信氏《西医略论》，略内症而详外症，其割肉锯骨等法，皆中国医人所不敢用者，内治之法，亦与中国异，如治疟用信石酒，霍乱用雅片膏、樟脑滚酒和服，使中国医人用之悖矣，其诊脉至数验以时表，取其旋运有准，谓华人用鼻息呼吸，恐有迟速长短，不如时表之准也。

吴门顾松园靖远，少日有声黉序，后因父患热病，为庸医投参附所杀，于是发愤习医，寒暑靡间者，阅三十年，求治者踵相接，曾供直御医院，以亲老归，著《医镜》十六卷，徐侍郎秉义为之序，称其简而明，约而该，切于时用而必效，非虚语也。尝治汪缵功患时感症，见症属阳明，因立白虎方，每剂用石膏三两，二服热症顿减，郡中著名老医谓遍身冷汗，肢冷发呃，非参附勿克回阳，诸医和之，群诧白虎再投必毙，顾引仲景"热深厥亦深"之文，及嘉言"阳症忽变阴厥，万中无一"之说，谆谆力辩，诸医固执不从，投参附回阳敛汗之剂，汗益多而体益冷，反诋白虎之害，微阳脱在旦暮，势甚危，举家惊惶，复来求诊，顾仍用白虎，用石膏三两，大剂二服，汗止身温，后仍用前汤加减，数服全愈，遂著《辨治论》，以为温热病中宜用白虎汤，此说与余师愚《疫症一得》相合，学者当参观之，并不伤人，以解世俗之惑。顾有秘方，载在《医镜》，一为治膈再造丹，川黄连二两，去毛细切，用水九碗，煎至六碗，又加六碗，煎至三碗，下赤金一锭，重二两，纹银一锭，重二两，浸汤内，大田螺五十枚，仰放盘中，以黄连汁挑点螺眼，顷刻化为水，用绢滤收，莱菔子煎汁、韭菜汁、侧柏叶汁、梨汁、竹沥、童便各小半碗，人乳、羊乳、牛乳各一大碗，将黄连水同金银田螺汁煎至碗半，次下莱菔汁煎至碗半，次下韭汁，次下侧柏叶汁，次下梨汁，次下竹沥，次下童便，俱以煎至半碗为候，将金银取起，下人乳煎，次下羊乳，次下牛乳，俱以煎至一碗为候，成膏，入磁罐内封口，埋土内一夜，每用一茶匙，白滚汤下，极重者三服全愈。如汤水不能进者，将膏挑置舌上，随津咽服，自能饮食，然愈后须食糜粥一月，方可用饭，此方清火、消痰、去瘀、滋阴、养血、润燥，得之何氏按：京江何培元《济生方》中有此方家传，谓能挽回垂绝之症，故以"再造"名之。一为治痧硫矾丸，明矾、硫黄各四两，先将二昧为末，用豆腐浆在砂罐内煮一昼夜，取出，去

— 78 —

豆腐，渣仍入罐，微火熬至干燥，贮入磁瓶，埋地深三尺，三日后取出，矾硫化紫金色，最下一层，有渣泥不用，再将茯苓、山药各三两，同蒸晒露一宿，酒炒当归、白蒺藜各四两，乌药、半夏炒各三两，杏仁焙一两半，陈皮去白、炒小茴香各一两，以上各药共研细末，枣泥为丸，清晨盐汤下一钱，临卧白汤下一钱，此方为断除痧根之神剂。有人病痧十年，或十日，或一季半年时一举发，痛不可忍，叫喊惊人，甚即晕去，或用探吐，或用醋炭熏搐，略得解醒，不能断除，后用此丸数服，而病霍然如失。此症深入骨髓，百无一救，幸得此方，竟可起死回生，且余屡经试验，其效若神，真千金不易之圣药，故亟为表示，以公诸世。顾又有治虚劳方，用生地、熟地、天冬、麦冬、龟板、桂圆、玉竹、茯苓、人乳、山药，《吴医汇讲》乃属之汪缵功，方中增入牛膝一味，岂顾著《医镜》一书，为汪氏所窃取耶？附志于此，俟后之君子详考焉。《医镜》一书，世无刊本，其中自制方佳者甚多，己未岁从直隶李参军晋恒假录全部，庚申杭州遇乱失去，深可惋惜。

咸丰戊午冬月，吴晓钲应京兆试归，寄我《齐氏医案》六卷，乃四川叙州齐有堂秉惠所著，自序作于嘉庆十一年，内有效方数则，录之。救劳杀虫丹，鳖甲一斤酒醋浸透，茯苓五两，熟地、山药、沙参、地骨皮各一斤，山萸肉八两，白芥子、白薇各五两，人参二两，鳗鲤鱼重一斤余或二斤更好，先将鳗捣烂，和前药为细末，粳米饭碾成丸，梧子大，每夜五更时洗脸，北面向天念北斗咒，北斗咒云：瘵神瘵神，害我生人，吾奉帝敕，服药保生，急急如律令。七遍，即以开水送丸五钱，服毕，南面吸生气入腹中，烧降香置床下，午时又依前法吞服。曾以此法治曹三思，服至半料，虫尽化水，由小便下，状若稀糊，半载而康，连生五子。按：《仁斋直指劳瘵方》有北斗咒，其辞相同，其药则异，又有用天灵盖并咒，不若齐氏方之纯正。神应散，治时气缠喉，水药不下，牙关紧闭，不省人事等症，余以此方活人甚多，修合之，佩以济人，德莫大焉。用明雄黄水飞、枯矾煅研、藜芦生用、牙皂炙黄，等分为末，磁瓶收贮，每用豆大一粒，吹入鼻内，取嚏吐痰神效。神仙通隘散，治咽喉肿痛，生疮声哑，危急之甚，并治虚劳声嘶咽痛，用硼砂、儿茶、青黛、寒水石各二钱，蒲黄、牙硝、枯矾、川连、黄柏各六分，冰片、潮脑各二分，共研极细末，磁瓶收贮，每用吹鼻立效。齐尝出游，舆夫发痧，昏晕欲绝，仓卒无药，一老翁告曰：可即透取烟管中油如豆大，放舌下，捧水饮之。如法治之，少顷，舆夫起曰：真灵丹也！我病去如失矣。乃抬齐回家。老翁又言此法不特治痧，尤能治毒蛇咬伤，以烟管烧热，滴油擦患处立效，后以试用果验。

大兴刘继庄献廷，负经世才，于学无不淹贯，所著《广阳杂记》，间有及医事者，述之以资多识。有妇人患小腹中痛，气冲上不得卧，百药不效，已骨立矣，有吴人诊之曰：此乃经时不谨所致。用白芍二两，香菌一两，猪外肾一对，煎汤，滑石、白矾各五分，共为末，以豆腐衣包之，煎汤送下，下黑血甚多，一剂而愈，亦奇方也。

龚首骧夫人病头风已数年矣，每发时痛欲死，骨节间格格有声，已坏一目而痛不止，延余诊之，定一方用酥炙龟板二钱，麻黄、藁本各一钱，甘草五分，后更为定一方，用何首乌、苡仁、牛膝，令服二剂而愈。

明末高邮袁体庵，神医也。有举子举于乡，喜极发狂，笑不止，求体庵诊之，惊曰：疾不可为矣，不以旬数矣，宜急归，迟恐不及矣。道过镇江，必更求何氏诊之，遂以一书寄何，其人至镇江而疾已愈，以书致何，何以书示之曰：某公喜极而狂，喜则心窍开张，不可复合，非药石之所能治，故以危言惧之以死，令其忧愁抑郁，则心窍闭，至镇江当已愈矣。其人乃北向再拜而去。

太平崔默庵医多神验，有一少年新娶，未几出痘，遍身皆肿，头面如斗，诸医束手，延默庵诊之，默庵诊症，苟不得其情，必相对数日沉思，反复诊视，必得其因而后已，诊此少年时，六脉平和，惟稍虚耳，骤不得其故，时因肩舆道远腹饿，即在病者榻前进食，见病者以手擘目观其饮啖，盖目眶尽肿不可开合也，问思食否，曰：甚思之，奈为医者戒余勿食何？崔曰：此症何碍于食？遂命之食，饮啖甚健，愈不解，久之，视其室中床榻桌椅漆器熏人，忽大悟曰：余得之矣！亟命别迁一室，以螃蟹数斤生捣，遍敷其身，不一二日肿消痘现，则极顺之症也，盖其人为漆所咬，他医皆不识云。

新安程云来_林，博究群书，所著《医暇卮言》，乃深于格致之学者，余尤爱其论夜卧一则，有裨于养生，录之。夜卧能使气降，昼卧能使气升。人至暮劳极，眼白昏而带赤，静卧一宵，诘朝对镜，清澈如故，此气降之验也。昼倦当静坐片时，或散步玩物，睡愁自解，若因而沉寝，则初觉之时，目白必赤，此因卧而气反升之验也。盖昼当与阳俱开，乃逆其候而闭之，譬如夜当与阴俱闭，乃故狂呼豪饮，皆伤寿源。古人云：夙兴夜寐，出作入息，天之命，人之纪也。愚一生劝人夙兴，不劝人夜坐。

吴门朱东樵_轮，有《本草诗笺》，钱塘陆典三文谟，亦有《本草诗》，而陆为胜，征引亦较广博，药各系以七律，凡五百三十四首，录其第一首"人参诗"云：五叶三桠别样新，黄参上党味尤纯，瑶光星散天边宝，人体精成地底珍，开胃助脾能补气，宁心润肺自安神，元阳可唤春回转，虚实须教辨识真。按：人参功用固大，误服之害亦非细，末句命意深矣。

袁随园所为《徐灵胎先生传》，载治迮耕石疾，阅之不甚了了，近观《洄溪医案》，乃始释然。医案云：芦墟迮耕石暑热坏症，脉微欲绝，遗尿谵语，寻衣摸床，此阳越症，将大汗出而脱，即以参附加童便饮之，少苏而未识人也。余以事往郡，戒其家曰：如醒而能言，则来载我。越三日来请，亟往，果生矣，医者谓前药已效，仍用前方，煎成未饮，余至曰：阳已回，火复炽，阴欲竭矣，附子入咽即危。命以西瓜啖之，病者大喜，连日啖数枚，更饮以清暑养胃而愈。后来谢，述昏迷所见一黑人立其前，欲啖之，即寒令入骨，一小儿以扇驱之曰：汝不怕霹雳耶？黑神曰：熬尔三霹雳，奈我何！小儿曰：再加十个西瓜何如？黑神惶恐而退。余曰：附子古名霹雳散，果服三剂，非西瓜则伏暑不消。其言皆有证据，亦奇事也。

卷　三

形　体

鼻之下口之上为水沟穴，名为人中，其说有二：一谓自此而上，目耳鼻皆双窍，自此以下口及二便皆单窍，上三画阴，下三画阳，合成泰卦也。一则谓天气通于鼻，地气通于口，天食人以五气，鼻受之，地食人以五味，口受之，穴居其中，故名之曰人中。见程云来《医暇卮言》。

膀胱或谓有上口无下口，或谓有下口无上口，张景岳、李士材亦主此说，人皆信之，而不知其非也。若无上下口，何以有交肠之病乎？吴县沈实夫果之，独谓上下皆有口，而上口常闭，水之入于膀胱，仍是三焦化入，而非从上口以入。若腑气大虚，则力乏而窍不能闭，或邪热伤腑，则主开泄，而窍亦不能闭，甚至有交肠之病，粪从小肠下口入膀胱上口，并随小便而出。譬如人身之外窍，脐孔与两耳两乳，亦常闭而不开，有故则或出脓血，或通乳汁，膀胱之上口亦可以类推矣。此论最为近似。余按：唐与正治吴巡按病不得溲，卧则微通，立则不能涓滴，询知常服黑锡丹，因悟结砂时铅不死，硫黄飞去，铅沙入膀胱，卧则偏重犹可溲，立则正塞水道，以故不能通，令取金液丹三百粒，分为十服，煎瞿麦汤下之，膀胱得硫黄，积铅成灰，从水道下，犹累累如细砂，病遂愈。观此益可证膀胱之有上下口也。

中　风

中风最宜辨闭脱二证。闭证口噤目张，两手握固，痰气壅塞，语言謇涩，宜用开窍通络、清火豁痰之剂，如稀涎散、至宝丹之类。脱证口张目合，手撒遗尿，身僵神昏，宜用大补之剂，如参附汤，地黄饮子之类。然闭证亦有目合遗尿、身僵神昏者，惟当察其口噤、手拳、面赤、气粗、脉大以为别。脱证亦有痰鸣不语者，惟当辨其脉虚大以为别。至于闭证气塞，亦有六脉俱绝者，不得以无脉而遂谓是脱证也。

伤　寒

徐灵胎《伤寒类方》白头翁汤注云：凡下重者，皆属于热。按:《金匮要略》云:小肠有寒者,其人下重便血。是则下重不专属于热矣,特热证较多,当察脉证治之,不可执一。阳明主阖,故其病为胃家实。太阴主开,故其病为自利。胃家实者,是胃液燥竭也,故必渴,药用栀豉、白虎、人参、竹叶、石膏、承气等,以存津为主。自利者,是脾脏寒湿也,故不渴,药用理中、四逆等温中为主。

《伤寒论》桃花汤证,或以为寒,或以为热,或以为寒热不调,或以为先热后寒,持论不一,独沈棣怀《医学三书论》至为详确,备录之。阳病下利,便脓血,协热也。阴病下利,便脓血,下焦不约而里热也。与桃花汤固下散寒,成氏此注深合仲景之旨。盖少阴传经阴病,病于少阴之经,实结于胃,少阴直中之寒证,病在本脏,下焦虚寒失闭藏之职,故用温补以散里寒而固肠胃。《准绳》反以成氏释里寒为非,岂不思热而用固肠收涩之剂,则热何由去耶?吴缓谓此症三阳传来,纯是热病,赤石脂性寒,假干姜以从治之。彼盖见血为热,不知有形之血,必赖无形之气以固之,下焦虚寒不能固血,非温补不能助阳以摄阴,何必阳病热而始便脓血哉?赤石脂性温,丹溪、东垣皆云,然吴缓何据而谓其寒?喻昌颇知仲景救阳之意,而于此条亦以为热证,乃云滑脱即不可用寒药,何以仲景于

— 86 —

自下利者，多用黄芩、黄连耶？白头翁又何为耶？其注支离矛盾，学者当细详之。以湉按：下利热多寒少，其辨少阴寒利之法，汪苓友《伤寒辨证广注》言之最悉，附录于此少阴里寒，便脓血，色必黯而不鲜，乃肾受寒湿之邪，水谷之津液为其凝泣，酝酿于肠胃之中，而为脓血，非若火性急速而色鲜明，盖冰气静而腹喜就温，欲得手按之而腹痛乃止。

阴 证 阳 证

病证阴阳疑似，最难辨别。即如厥有阴阳二证，李士材谓阴厥脉沉弱，指甲青而冷，阳厥脉沉滑，指甲红而温，以此为辨。蒲城王竹坪先生梦祖《伤寒撮要》采之，以为此说最精，留心体验之，百不一失。然观《续名医类案·疫门》载，施幼升六月患时疫，口燥舌干，苔刺如锋，咽喉肿痛，心腹胀满，按之痛甚，渴思冰水，小便赤涩，得涓滴则痛甚，此当急下之证也，惟通身肌表如冰，指甲青黑，六脉如丝，寻之则有，按之则无，医者引陶氏《全生集》以为阳证，但手足厥逆，若冷过肘膝，便是阴证，况通身微冷乎？又陶氏谓阴阳二证，全在脉之有力无力中分，今已脉微欲绝，按之如无，比无力更甚，遂进附子汤，烦躁之极，不逾时竟殒。观此知阴证似阳，又未可以脉沉弱、指甲青冷为凭。余按：成无己曰：凡厥若始得之，手足便厥而不温者，是阴经受邪，阳气不足，可用四逆汤。若手足自热而至温，从四逆而至逆者，传经之邪也，四逆散主之。此说辨别，至为精审，又凡六气之感，异于伤寒之传经者，惟舌较为可凭，阴证亦有黑苔、焦黄苔，然其苔必浮胖，或滑润而不枯，此等处非细心体察，鲜不致误。上海王协中敬义《疫疠溯源》载：吴门汪姓患疫症，适当盛暑，体厥四肢冷极，脉虚，医用参附并四逆等药，遂至危殆，及延余诊，见其咬碎唇舌，周身赤斑成片，形倦而口中谵妄不成语句，脉参伍极乱，已无下手处矣。以此合魏案观之，知阳证阴脉，误投温热，必至杀人，可不惧哉？

上所述通身肌表如冷，指甲青黑，六脉如丝，进附子汤而殒，此阳证似阴，误作阴证治而死也。亦有阴证似阳，误作阳证治而死者，黄退庵《证治指要》云：一妇小产后，身作大热，舌黄脉大，口干，大便多日不解，医者不辨其假，而用白虎汤一服，便通热缓，病家大悦。余诊之，谓此乃格阳于上，其方不可再服，必当温补。问：既系虚证，何昨日服药大便通热势解耶？余曰：此大便之结，如寒月水泽，腹坚其通者，儿微元阳为寒凉所逼而出。其热势减者，亦因寒凉灌灌，暂为退舍。脉象浮大，软如丝絮，急服八珍汤，尚恐无及。其家不信，医来复诊，见有应效，仍用前方加麦冬、五味子，服后两目直视，循衣摸床，一昼夜而终。悔无及矣。余按：肌寒在内而格阳于外，寒在下而格阳于上，此为无根之火，症见烦躁欲裸形，或欲坐卧泥水中，舌苔淡黄，口燥齿浮，面赤如微酣，是为戴阳，或两颧浅红，游移不定，异实热证之尽面通红者，叶天士谓戴阳之红，红而娇嫩带白，言语无力，纳少胸闷，渴欲饮水，或咽喉痛而索水至前，复不能饮，肌表虽大热，而重按则不热，或反觉冷，或身热反欲得衣，且两足必冷，小便清白，下利清谷，亦有大便燥结者。脉沉细，或浮数，按之欲散，亦有浮大满指，而按之则必无力，是宜温热之剂。如八味丸等药须凉服，从其类以求之也。

暑

陆丽京《医林新论》谓人之游于暑月而清明在躬者，恃有无气以胜之。世俗夏月辄服香薷饮，不知香薷性味辛温，走散真气，厚朴气力辛猛，摧陷元阳，招暑引邪，无过于此。更有服六一散者，不知甘草性虽和平，而向有中满喘胀，及胸多积滞者，亦不宜概用，滑石利窍，表虚者服之则卫气不固，遗滑者投之则精关不守，此又不可不审也。孙真人以为虚弱之人，暑月当服生脉散。又云：夏月常服五味子，以补五脏之气。余则以为寻常汤饮，须用乌梅砂糖汤，寻常水饮，须用梅浆水，此既补元，又能消暑，况兼爽口，贫者可以通行。又见有夏月施茶茗者，其性寒凉消克，暑月之人，元气已自摧残，而劳伤困惫，正藉资扶，乃更饮茶茗，重虚其虚，冷饮则腹痛泄泻，热饮则散表出汗，胃气一虚，不觉暑气透入，忽而长途昏倒，痧闷丛来，变生俄顷，皆此地之为，而人未之知也。此后有施汤饮者，热汤宜调入砂糖少许，冷水宜调入梅浆少许，如有梅浆，亦可入砂糖少许，收敛真气，大助元神。既饮之后，两目神明顿爽，两足精力涌出，饥即暂饱，渴亦生津，此可验也。不则宁用白滚汤或白水。丹溪云：淡食能多补。况太羹元酒，以无味为至味，故当知其利益耳。吾愿世之为善人长者之行者，其哑改而传广之。余谓香薷饮决不可服，六一散若于暑路远涉之后，胸痞恶食，饮之以解暑气，往往获验，特非常服之品，砂糖、梅浆，诚远胜于茶茗，然既受暑气之后，服之病必增剧，以此施舍，安得遍执途人而问之？窃谓养生家之服食，当效其法，若欲施之行路，转不如白滚汤之有利无弊。按：章杏云《饮食辨》云：暑月力作及注夏之人，常饮糯米汤秫米亦妙。代茶，能保肺气，固卫阳。此却人人可用，胜于砂糖、梅浆也。

　　方书有云：暑月中热卒死，姜汤、童便乘热皆可灌之，切勿饮以冷水，及令卧冷地，即至不救。今按暑症忌姜，尝有中暑而患干霍乱者，饮姜汤一盏即毙。治中热卒死，古方蒜泥井水法最良，吾里孔雅六学博宪采，言尝于酷暑中见一老妪倒地，口眼尽闭，鼻无气息，急令人以蒜头二颗研烂，取路上热土，_{日晒处净土是也，污泥不可用}，新汲井水一碗调匀，以箸启其齿灌之，五七匙后，始受而作呕，灌尽大吐有声息，手足亦渐舒动，至黄昏后方苏，自云烈日中行十余里，心烦口燥，啖麦饼晕闷而绝，不自知也。投以此方，暑食俱得吐去，而人及苏。后屡治中暑者均效。

暑　　风

表弟周克庵学正士变，熟精医理。道光丙午夏，暑风甚剧，时疫大作，俱兼喉痛，亡者接踵，医皆束手，克庵家病者甚众，亲自疗治获痊，悯世医之寡识，为作论曰：暑风由口鼻而入，时冷秽气，亦由口鼻而入，先伤上焦手太阴肺经，其始见症也，或喉痛而腐，或不腐，洒洒恶寒，蒸蒸发热，有汗不解，遍体现红晕，舌白腻。首用辛凉平剂，连翘、薄荷、荆芥穗、银花、淡豆豉、牛蒡子、苦桔梗、杏仁、元参、紫马勃、瓜蒌皮、白茅根、竹叶，可随症选用，以表泄表风，兼宣秽浊。其继也，但热不寒，喉痛仍在，痰涎稠腻，目红多眵，舌绛无苔，红痧杂以白疹，烦渴瞀闷，燥扰不安，寐则自语，醒则神清，状类犀角地黄及白虎汤证，不知肺卫与心营甚近，此系肺热侵逼包络，未尝竟入营分，以神不昏昧辨之，此时遽与犀角，是开门揖盗也，或识蒙窍阻，犀角并牛黄清心丸、至宝丹，亦不在禁例，至白虎证脉洪大自汗不止，口渴无度，遵古法脉之诚无误，倘用不合法，恐肺经之邪热无出路，致下迫大肠而为痢也，宜用川郁金、黑山栀、瓜蒌皮、芦根、竹叶、桑叶、池菊之类，以廓清热邪，开泄秽气，如毒重者，甘草、人中黄、大青叶、板蓝根，亦可随意加入，再兼症或有身痛肢软，即暑风流走肢体，参用防己、秦艽、桑枝一二味可也。总之，此证留恋手太阴肺经居多，故用药宜轻清宣解，不必用苦寒沉降之品，诛伐中下二焦无过之地。

霍乱转筋 俗称吊脚痧

山阴田雪帆明经晋元，著《时行霍乱指迷辨正》，世俗所称吊脚痧一证，以为此真寒直中厥阴肝经，即霍乱转筋是也。初起先腹痛，或不痛，泻利清水，顷刻数十次，少者十余次，未几即手筋抽掣，呕逆，口渴恣饮，手足厥逆，脉微欲绝，甚则声嘶舌短，目眶陷，目上视，手足青紫色，或遍身青筋硬凸如索，汗出脉绝，急者旦发夕死，夕发旦死，缓者二三日或五六日死，世医认为暑湿，妄投凉泻，或认为痧气，妄投香散，十香丸、卧龙丹之类。鲜有不毙。宜用当归四逆加吴茱萸、生姜汤，当归二钱，炒白芍钱半，桂枝钱半，炙草一钱，通草一钱，吴萸钱半，细辛八分，生姜三片，黑枣三枚，水煎冷服。轻者二三剂一日中倾频进二三剂。即愈，重者多服数剂，立可回生，百治百效，真神方也。如呕者，本方加姜制半夏三钱，淡干姜一钱；口渴恣饮舌黄，加姜炒川连五分为反佐，经所谓热因寒用也。腹中绞痛，各转筋入腹，加酒炒木瓜三钱；手冷过肘膝，色现青紫，加制附子三钱。若声嘶目上视，舌卷囊缩，脉已绝，为不治，服药亦无及，速用艾灸法。脐下三寸关元穴，用附子捣烂擀作饼如钱大，安穴上以龙眼大艾柱加其上，灸十四壮，重者三十壮，呕泻止厥回即愈。如无附子，用生姜切片如钱，贴灸亦可，无姜贴肉灸亦妙。病入腹内知温，呕泻即渐止。量寸法以病人中指中一节若干长为一寸，用草心候准量之，不可截断，只须折作三叠即三寸矣。此症种种，皆肝经现症，亦寒邪为病，可疑者口渴舌黄，喜冷饮，及不欲衣被两症耳。缘坎中真阳，为寒邪所逼，因之飞越，所谓内真寒而外假热，但以脉辨之，自无游移矣。有习用温补之医，知此证为阴寒，治用附子理中、四逆等汤，温补脾肾，究非直走厥阴，仍不能奏效。余按：此证自嘉庆庚辰年后患者不绝，其势至速，医不如法，立时殒命，而方书罕有详载治法者，特备述之以贻世云。

许辛木云：治吊脚痧莫妙于来复丹，然硫黄须用真倭产，如用土硫黄即不验，而服此丹用小丸者，每即吐出，惟作大丸，临用舂作末服，虽吐亦不尽，再服再吐，少顷药性发即不复吐而愈。用姜汤送下，须极浓极辣乃佳。道光辛巳，此证盛行，有捣浓姜汁频服而愈者。

热

发热有阳陷入阴者，有阳浮于外者。阳陷入阴者，其热自阴分达于阳分，与疟热相似，而实不同疟，为阴阳交争，此为阳陷于阴，故但热不寒，若独用表散药，则药力从阳分而泄，何由入阴分引阳邪而出？用宜孙真人柴胡梅连散，盖以梅连摄柴胡入阴分而出之阳，其邪乃得去也。说见《小儿诸热辨》。阳浮于外者，乃表里俱虚，阳气不归元而浮于外也，宜以六神散入粳米煎，和其胃气，阳气归内，身体自凉。说见《慈幼筏》。此二证一系外感，一系内伤，临证宜详察之。柴胡梅连散：柴胡、前胡各三钱，胡黄连、乌梅各一钱。上㕮咀，每一钱，童便一盏，猪肚一枚，猪脊髓一条，韭根白半钱，同煎，不拘时温服。六神散：四君子加山药、扁豆（姜水浸，去壳炒）、煨生姜、大枣。王孟英读书精细，最有卓识，如论虞花溪治夜热症，独能辨前人之误，详见《古今医案按选》，备录于此。

虞花溪治一妇，年四十余，夜间发热晨退，五心烦热无休止时，半年后，虞诊其脉，六部皆数伏而牢，浮取全不应，与东垣升阳散火汤，妙！切记此法，今人则竟滋阴降火矣。四服热减大半，胸中觉清快胜前，再与二帖，热悉退，后以四物加知柏，少佐炒干姜，服二十余帖愈。

余按：夜热脉数，的系阴虚，因其脉伏且牢，浮取不应，故用升阳散火得效，仍以阴药收功，然阴药用六味及二地、二冬必不效，妙在芎归合知柏，及从治之炒干姜也。王孟英云：此热在血分，而误治半年，其热愈伏愈深，故脉症如是，补用升阳散火，所谓"火郁发之"也，后以炒干姜佐四物知柏收功，乃血分受病之专剂，与阴虚生热当用阴药者治法有别，误用皆为戈戟。

江氏之注，俞氏之论，皆欠明晰，无怪庸庸者之议药不议病也。

冯楚瞻曰：潮热之证，有阴阳之分。平旦潮热，自寅至申，行阳二十五度，诸阳用事，热在行阳之分，肺气主之。日晡潮热，自申至寅，行阴二十五度，诸阴用事，热在行阴之分，肾气主之。一以清肺，一以滋肾。若气虚潮热，参、芪、熟附，所谓温能除大热也。血行潮热，归、芍、骨皮，所谓养阴退阳也。其论潮热颇详，如《伤寒论》所云：日晡潮热，以阳明主于申酉戌之故。则所谓行阳主肺气，行阴主肾气，乃浑举之辞，不可执一。

热 入 心 胞

大人小儿感证，热入心胞，神昏谵语者，有犀角、羚羊角、连翘、金银花、元参、生地、人中黄、生甘草等味，送下至宝丹，往往获效，其有热邪深入发痉者，亦宜以此疗之。世人遇小儿患此证者，妄谓惊风，用针挑之，走泄真气，阴阳乘逆，转至不救。

咸丰戊午秋日，仁和司训吴蓉峰之孙女，十二岁，冒暑神昏谵语发痉，余以煎药投之，蓉峰之室人，复延女医视之，谓是惊风，以针挑之，次日病势转剧而殒，余甚讶药之无灵，深以为歉。庚申秋日，避难北车塔村，村中陈氏儿发热神昏，谵语发痉，余仍以前药与之，服药后醉睡汗出，似有转机，忽其戚某医来视，谓是惊风，以针挑其胸腹，其汗遂敛，病益加重，至夜即毙。同时余又治二人病情相同，皆用前药得痊，则皆不用针挑者也，始知前二人之死，非药之咎，实由误认惊风而用针挑耳，特志之以示戒。

疫

《内经》疗疫小金丹古法，今不能用。近日所传治瘟之方，刘松峰之五瘟丹，制甘草_{甲己年为君}、黄芩_{乙庚年为君}、黄柏_{丙辛年为君}、栀子_{丁壬年为君}、黄连_{戊癸年为君}、香附_{去净细毛}、苏叶_{风头者}、苍术_{米泔浸}、陈皮_{以上四味为臣}、明雄黄_{另研细}、朱砂_{另研细}，制甘草法：立冬日取大青竹，一头截去节，一头留节，纳生甘草于内，蜡封口，浸粪坑中，冬至取出，晒干听用。前甘草五味，当以某年为君者多臣数之半，如甘草二两，则此外八味止用一两，雄、朱二味又减半，止用五钱，于冬至日将甘草等九味为末，雄、朱另研，以一半入甘草等药末中为丸，留一半为衣，再用飞金为衣，大人服者丸如梧子，小儿服者丸如黍米，雪水生蜜为丸。面东服五十丸，病轻日浅者一服愈，病深日久者，三四服愈，忌一切厚味。此方兼治暑月一切热证，又解痘疹毒。有力之家，制丸施人，功德无量。至于避瘟之法，用乳香、苍术、细辛、生甘草、芸香、白檀香为末，枣肉丸，焚之，又以贯众浸厨房水缸用之，又雄黄二两，丹砂、鬼臼、石菖蒲各一两，共为末，井水调和，涂五心及额上、鼻中、耳门，辟瘟甚验。若入瘟家，以麻油涂鼻孔，出再取嚏，则不染，皆善法也。若握要之法，则如张景岳所云：必节欲节劳，仍勿忍饥而迎其气。尤为得之。

常州余师愚霖客中州时，父染疫，为群医所误，及奔丧归，视诸方皆不外治伤寒之法，思此症必有以活人者，公之于世，稍释隐憾，因读《本草》言石膏性寒，大清胃热，味淡而薄，能表肌热，体沉而降，能泄实热，恍然大悟，非此不足以治热疫。遇有此症，投之无不获效，历三十年，活人不少，遂著《疫症一得》二卷，于乾隆五十九年自序刊行。大旨谓吴又可辨论伤寒瘟疫甚晰，如头痛发热恶寒，不可认为伤寒表证，强为热汗，徒伤表气，热不退，又不可下，徒损胃气，斯证已得其奥妙，惟于从口鼻入不传于胃而传于膜原，此论似有语病，至用达原、诸承气，犹有附会表里之意，惟熊任昭首用败毒散，去其爪牙，继用桔梗汤，用为舟楫之剂，退胸膈及六经之热，确系妙法。余采用其法，减去硝、黄，以疫乃无形之毒，难以当其猛烈，重用石膏，直入戊己，先捣其窠巢之害，而十二经之患自易平矣。其方名清瘟败毒散，药用生石膏_{大剂六两至八两，中剂二两至四两，小剂八钱至一两二钱}、小生地_{大剂六钱至一两，中剂三钱至五钱，小剂二钱至四钱}、乌犀角_{大剂六钱至八钱，中剂二两至四钱，小剂一钱至钱半}、真川连_{大剂六钱至四钱，中剂二钱加至四钱，小剂一钱至钱半}、生栀子、桔梗、黄芩、知母、赤芍、元参、连翘、竹叶、甘草、丹皮。以为疫症初起，恶寒发热，头痛如劈，烦躁谵妄，身热肢冷，舌刺唇焦，上呕下泄，六脉沉细而数，即用大剂；沉而数者，用中剂；浮大而数者，用小剂。如癍一出，即用大青叶，量加升麻四五分，引毒外透，此内化外解，浊降清升之法，治一得一，治十得十，以视升提发表而愈剧者异矣。其所载治验，俱用石膏数两，犀角、黄连数钱。归安江《笔花医镜》载治一时疫发癍，用石膏至十四斤而癍始退，盖即用其法也。近陈载庵亦仿之而获效。王学权《重庆堂随笔》云：吴又可治疫主大黄，盖所论湿温为病，湿为地气，即仲圣所云浊邪中下之疫，浊邪乃有形之湿秽，故宜下而不宜清。余师愚治疫主石膏，盖所论者暑热为病，暑为天气，即仲圣所云清邪中上之疫，清邪乃无形之燥火，故宜清而不宜下。二公皆卓识，可为治疫两大法门。允哉言乎？

痧

陈载庵云：《痧症全书》中涤痧丸，失载其方，余访得之，即是龚云林《万病回春》所载白虎丸，用千年石灰，刮去杂色泥土为末，水飞过，丸如桐子大，每服五十丸，再视病轻重加减，烧酒送下。此药顺气散血，化痰消滞，治青筋。北方谓之青筋，南方谓之痧。初觉头疼恶心，或腹痛，或腰疼，或遍身作痛，不思饮食，即进一服，当时血散而愈。若用砭刺之法，耗损其血，不若此方之神妙。《松峰说疫》亦采此方，谓霍乱痧胀皆治之，惟青筋多生冷寒湿所致，宜用烧酒，至热症或用冷水冷茶送，随症变通可耳。又治心腹痛，及妇人崩漏带下，或久患赤白痢，并一切打扑内伤，血不能散，服之皆大效。载庵言以此药施人治痧症，获效果捷。千年石灰不可得，用古墓中石灰可也。

长洲龙柏青霏《脉药联珠》谓痧胀之症，多属奇经，盖奇经为十二经之支流也，五脏之清气不升，六腑之浊气不降，譬犹五湖四渎，浸溢泛滥，尽入江河，而清浊已混，更水甚土崩，泥沙扰混，流荡不清，井俞壅塞，故其病有痧胀之名。痧胀者，犹沙涨也。痧胀总由十二经清浊不分，流溢入于奇经，而奇经脉现，则为痧症也。邪气滞于经络，与脏腑无涉，不当徒以药味攻脏腑，宜先用提刮之法及刺法，使经络既通，然后用药，始堪应手。其论痧症属奇经，未经人道，理实确而可信也。

咸丰六年，夏秋之交，杭州人患吊脚痧，吐泻腹痛，足筋拘急，不即救，一二时即死，传有外治神方甚验，好善之家，制药施送，救人不少，干霍乱症亦可治。七年八月，运司河下刘某患绞肠痧，势甚危险，其邻某知柴垛桥边夏家有此药，急往乞取，治之立愈。余目击其效，真神药也。兹录其方，并载药价，有力预备济人，功德无量。麝香、五钱，钱十八千九百，母丁香、一两，钱一百四十，猺桂心、去皮，一两二钱，钱二千二百，生香附、一两，钱十，倭硫黄、三两五钱，钱二千五百，又合药工分二百十小痧药瓶五百三个，钱六百五十。共药七两五钱，每一瓶贮药一分五厘，每用一瓶，病重者用二瓶，上药研极细末，分贮小瓶，黄蜡封口，用时先将暖脐膏药烘透，倒药末在中间，即向病者脐上贴住，一时即愈。此方救病甚速，然药性猛烈，断不可服，孕妇忌贴。

绞肠痧即干霍乱，《温病条辨》谓由寒湿，其驱浊阴以救中焦之真阳，方用附子、干姜等热药。《伤寒论汇言》谓此症得之夏秋间，设或见腹痛脉沉，误作阴寒治疗，一进热物汤茶酒药等，即刻闷乱而死。二说截然相反，余谓此症寒热皆有之，医者切宜审慎用药。其治之之法，有不论寒热皆可用者，外治则取委中穴，_{腿湾处。}多用热水急拍，红筋高起，刺之出血即愈，内治则用马粪，_{年久弥佳}。瓦上焙干末，滚水冲服_{一方加黄土入淡黄酒煎服}。二三钱，不知，再作服。二法皆载《温病条辨》，实良方也。_{马粪并治霍乱吐泻，余曾疗治多人。}

疟

周慎斋曰：治疟之法，升其阳使不并于阴，则寒已，降其阴使不并于阳，则热已。升其阳者，是散阳中之寒邪，柴、葛、羌之属，为散寒之品也。降其阴者，是泻营中之热邪，芩、知、膏之属，为泻热之品也。盖并之则病，分之乃愈也。此盖本之王肯堂之治案，王之外祖母年八十余，夏患疟，诸舅以年高不堪再发，议欲截之，王曰：欲一剂而已亦甚易，何必截乎？乃用柴胡、升麻、羌、防、葛根之辛甘气清，以升阳气，使离于阴而寒自已，以石膏、知母、黄芩之苦甘寒，引阴气下降，使离于阳而热自已，以猪苓之淡渗，分利阴阳，不得交并，以穿山甲引之，以甘草和之，果一剂而止。俞惺斋云：读《灵兰要览》，载此方治疟屡效，又附随症加减法，最为精当，是金坛得意之作。又谓李士材治程武修蓝本于此，惟以白豆蔻换穿山甲，亦其善用药处。余按：近俗治疟多宗倪涵初，似逊此方，然以之治疟，亦不能尽效，知病有万变，未可执一。比见王孟英《古今医案按选》论此最为精当，云：此案但言夏月患疟，而不详脉症，所用升散之药五种，苦寒之药三种，虽为金坛得意之作，余颇不以为然。后人不审题旨，辄抄墨卷，贻误良多。邹润安云：据金坛云，是使阴阳相离，非使邪与阴阳相离也，使邪与阴阳相离犹可，言人身阴阳，可使之相离乎？斯言先得我心，余治门人张笏山之弟，疟来痞闷欲死，以枳桔汤加柴、芩、橘、半，一饮而瘳，是调其阴阳，而使阴阳相离也。

《左传》齐侯疥遂痁，《颜氏家训》改疥作痎，谓《说文》痎二日一发之疟，痁有热疟。齐侯之病，本是间日一发，渐加重，故为诸侯忧。今北方犹呼痎疟，痎音皆，俗儒云病疥，令人恶寒变成疟，此臆说也，疥癣小疾，岂有患疥转作疟乎？余谓人之疾病无常，初患疥癣，亦所时有，若以疥为痎，则痁为热疟，痎为二日一发之疟，亦何尝无热乎？

治疟有谓必当用柴胡者，以疟不离乎少阳，非柴胡不能截也。有谓不当概用柴胡者，以风寒正疟则宜之，若感受风温、湿温、暑热之气而成疟者，不可执以为治也。窃谓疟邪未入少阳，或无寒但热，或无热但寒，或寒热无定候者，原不得用柴胡，若既见少阳症，必当用柴胡，以升清肝胆之热，虽因于温热暑湿，亦何碍乎？

三　阴　疟

治三阴疟，震泽沈诒亭庆修传一方，用山楂、槟榔、枳壳、甜茶各三钱，于疟发之日前二时，水煎，服一剂立愈，云试多人皆验。余谓此方药峻，藜藿之体及疟初起者宜之。吴晓钲言其六世祖山年公手稿录存治久患三阴疟方，云传自外舅朱竹垞先生者，用生何首乌八钱，生黄芪、佩兰各四钱，水煎，临发前服三次立愈。此方尤宜于膏粱之体。二方皆试验，而方书中不恒见，并录之。

痢

孔以立《痢疾论》谓五色痢法当温补脾肾，余治一五色痢，用温而愈。然《冯氏锦囊》中有"五色痢实证一条，想或有此证，余特未之见也"云云。余曾治一小孩患五色痢，口渴发热，用万密斋《保命歌

括》凤尾草方，一服即愈。此方主治赤白痢，而五色
痢亦可治，可知其功效之神。大抵五色痢有温寒之别，宜温者
难治，宜寒者易治。录方于此：凤尾草连根一大握，竹林中与
井边者极佳，如无，即产别地俱可用，一名鸡脚草。老仓米一勺，
老姜带皮三片，葱白连须三根，用水三大碗，煎至一
碗去渣，入烧酒小半盏，真蜜三茶匙，调极匀，乘热
服一小盏，移时再服，以一日服尽为度，忌酸味及生
冷煎炒米面点心难化等物。余按：《本草》凤尾草性至
冷，治热毒下痢，治痢者确审非虚寒证，乃可用之。

　　痢以口渴腹痛为实热。丹溪曰：口不渴，身不热，
喜热手熨荡，是名挟寒。李士材曰：口渴更当以喜热
喜冷分虚实，腹痛更当以痛之缓急、按之可否、腹之
胀与不胀、脉之有力无力分虚实。盖恐人概以口渴腹
痛为实热也，然则不口渴腹痛者，果皆属虚寒乎？又
昔人谓先痢后泻者，肾传脾，为微邪，易治；先泻后
痢者，脾传肾，为贼邪，难医。余尝持此说以临症，
遇有先泻后痢，口不渴，腹不痛者，几难辨其为实热、
为虚寒，后见秦皇士《症因脉治》有云：湿热痢之症
初起，先水泻，后两三日便下脓血，湿气胜，腹不痛，
热气胜，腹大痛，肛门重滞，里急后重。又云：下痢红
积而腹不痛，湿伤血分也，宜服河间黄连汤。黄连、当归、
甘草。始悟腹不痛者，亦有实热，而口不渴可类推矣。自

后凡遇夏秋痢疾，口不渴，腹不痛，而里急后重，痢无不里急后重，小便少，脉数者，一以河间法治之皆效。

白槿花治赤痢甚效，余于杭郡学署植数株，秋间花开繁茂，凡患赤痢者，以花五六朵，置瓦上炙研，调白糖汤，服之皆愈。荷花池头陈某秋间下痢月余，诸药不效，已就危笃，亦以此方获愈。采花晒干，藏之次年，治痢亦效。

治噤口痢方：用人参倍用，黄连姜汁制、石莲肉炒，二味等分，水煎缓服。此方胃气虚者宜之，若热毒盛者，尚宜酌用。华治老少下痢，食入即吐，用白蜡方寸匕，鸡子黄一个，石蜜、苦酒即醋也、发灰、黄连末各半鸡子壳，先煎蜜、蜡、苦酒、鸡子黄四味令匀，乃纳连、发，熬至可丸乃止，二日服尽，神效无比。李濒湖谓此方用之，屡经效验，乃诸家方书罕见采录，知良方之见遗者多矣。陈氏藏器治小儿痢，用鸡子和蜡煎，盖本此方之意，然不若此方用药灵妙也。咸丰八年八月，罗镜泉患赤痢月余，诸医用温补药日就沉重，延余治之，询知体倦头眩，不思饮食，腹不甚痛，诊其脉右关沉数有力，余脉皆虚，余谓尚有积滞在内，因用补太早，郁而不泄，然迁延逾月，体倦头眩，神已惫矣，未可峻攻也。乃用生地炭二钱，白芍二钱，归身炭七分，地榆炭钱半，荆芥穗五分，炒槐米一钱，丹皮炭一钱，酒炒黄芩一钱，制厚朴六分，麸炒枳壳一钱，山楂钱半，神曲二钱，蛀黑枣二枚。服三剂，痢止能食，改方调理而痊。按：此症初起，腹不痛，口不渴，是以皆主温补，特未曾读秦皇士之书故耳。

泻

七味白术散，治小儿久泻脾虚者最灵。震泽泥水匠贺凤山孙二岁，泄泻两月，身热少食，面色痿黄，夜睡时惊，幼科用青蒿、扁豆、二苓、厚朴、枳壳、陈皮等药，日就危笃，求余治之，令服七味白术散，党参二钱，焦白术、茯苓二钱，炙甘草四分，木香四分，煨葛根四分，藿香七分，煨姜三分，四剂，泻止身凉。改方去葛根，加炒扁豆二钱，炒苡仁三钱，砂仁三分，桔梗四分，四剂全愈。

疝

四苓散治疝有极验者。周克庵于丁巳岁病痰火痊后，忽睾丸起块如鸡卵，坚硬重坠不能行，始服治疝药，如川楝子、荔枝核等，反作痛，自揣是岁寓吴江时，常于酒后至茶肆，饮茶过多，殆水气流入膀胱所致，与肝经无涉，改服四苓散，泄泻数次而疝全愈。

咳　嗽

《客尘医话》云：咳嗽大半由于火来克金，谓之贼邪，最难速愈。因风寒外袭，而内生实火，急宜泻之，若失于提解，久之传变生疾，误服阴药，反成劳瘵。此数语甚的。又云：如果系虚火，惟壮水一法。但养阴之药，又皆阻气滞痰，是在治之者灵也。如生脉六君汤、金水六君煎之类，最为妥当。余按：金水六君煎，景岳以治肺肾虚寒，水泛为痰，而《景岳全书发挥》訾其立方杂乱，二陈、地、归，且为水泛为痰而用二陈，于理不通，当用地黄汤，至壮水之法，六君汤亦非所宜。薛生白有案云：此由金水不相承挹，故咳久不愈，切勿理肺，肺为娇脏，愈理愈虚，亦不可泛然滋阴，方用整玉竹、川石斛、甜杏仁、生扁豆、北沙参、云茯神，迥胜于生脉六君汤、金水六君煎。余仿此以治久嗽阴伤，无不获效。

咳嗽有寒热之别，不可误治。感寒者，鼻塞流涕，或微恶寒，宜服生姜、葱白。日二次，不宜常服。挟热者，夜嗽较甚，喉痒，口或微渴，宜服淡盐汤，可常服代茶。初起服此者，不致久延，余家用之恒验。

噎

《名医类案》载：绛州僧病噎不能食，语弟子死后可开胸喉，视有何物，弟子开视，得一物，似鱼而有两头，置钵中，时寺中刈蓝作靛，取置钵中，虫遂化为水。自是人以靛治噎疾多效。陈无择《三因极一病证方论》，以为此乃生瘕，非五噎比，后人因以蓝治噎，误矣，盖噎亦有因瘕而成者，蓝能疗之，未可以概治噎症也。按：《续名医类案》载：武昌僧患胃脘痛，其徒亦患之，师死，遗命必剖视吾心，果于心间得细骨一条，长七八寸，形如簪，插瓶中供师前，偶有贵客至杀鹅，取骨挑鹅喉，凡染鹅血处即化，徒饮鹅血数日，胃疾竟除。此与绛州僧事相类，考《本草》鹅血治噎膈反胃，张石顽《医通》备述其法。僧之胃痛而生骨，殆亦噎类耶？然则鹅之功用，实胜于蓝矣。

明·蒋仪《用药镜拾遗赋》注云：噎膈翻胃，从来医者病者群相畏惧，以为不治之证，余得此剂，十投九效，不啻如饥荒之粟，隆冬之裘也，乃作歌以志之曰：谁人识得石打穿，绿叶深纹锯齿边，阔不盈寸长更倍，圆茎枝抱起相连，秋发黄花细瓣五，结实扁子针刺攒，宿根生本三尺许，子发春苗随弟肩，味苦辛平入肺脏，穿肠穿胃能攻坚，采掇花叶捣汁用，蔗浆白酒佐使全，噎膈饮之痰立化，津咽平复功最先。按：石打穿，《本草》罕见，至《本草纲目拾遗》始载其功用，然世人识之者鲜，即或识之，亦未必信而肯服。余谓噎症初起，莫如《医学心悟》之启膈散。又秘传噎膈膏，程杏轩《医述》以为效如神丹。人乳、牛乳、芦根汁、人参汁、龙眼肉汁、蔗汁、梨汁，七味等分，惟姜汁少许，隔汤炖成膏，微下炼蜜，徐徐频服。至顾松园之治膈再造丹，谓能挽回垂绝之症，见"今书门"。有此数方，何事更求僻药乎？

　　噎膈之症，定州杨素园大令藜照所论，最为详核，见于王孟英《古今医案按选》中，备录于此。此证昔与反胃混同立论，其实反胃乃纳而复出，与噎膈之毫不能纳者迥异。即噎与膈亦有辨，噎则原能纳谷，而喉中梗塞，膈则全不纳谷也。至为病之源，昔人分为忧、气、恚、食、寒，又有饮膈、热膈、痰膈、虫膈，其说甚纷。叶天士则以为阴液下竭，阳气上结，食管窄隘使然。说本《内经》，最为有据。徐洄溪以为瘀血顽痰，逆气阻隔胃气，其已成者，无法可治。其义亦精。然以为阴竭而气结，何以虚劳症阴竭致死，而阳不见其结？以为阴竭而兼忧愁思虑，故阳气结而为噎，则世间患此者，大抵贪饮之流，尚气之辈，乃绝不知忧者，而忧愁抑郁之人，反不患此，此说之不可通者也。以为瘀血顽痰，逆气阻隔胃气似矣。然《本草》中行瘀化痰降气之品，不一而足，何竟无法可治？此又说之不可通者也。余乡有治此者，于赤日中缚病人于柱，以物撬其口，抑其舌，即见喉间有物如赘瘤然，正阻食管，以利刃锄而去之，出血甚多，病者困顿，累日始愈。以其治甚险，故多不敢尝试。又有一无赖，垂老患此，人皆幸其必死，其人恨极，以紫藤梗拘探入喉中，以求速死，呕血数升，所患径愈。此二人虽不可为法，然食管中，的系有形之物阻扼其间，而非无故窄隘也明矣。又献县人患此临危，嘱其妻剖喉取物，以去其病，比死，其妻如所诫，于喉间得一物，非骨非肉，质甚坚韧，刀斧莫能伤，掷之园中树上，经年亦不损坏，一日其子偶至园中，见一物黏缀草间，栩栩摇动，审视，则其父喉中物也，异而伫目半日许，物竟消化，遂采其草藏之，有病噎者煎草与饮，三啜辄愈，遂以治噎擅名，如是者十余年，后其草不生始止，是世间原有专治此证之药矣。余臆度之，此症当由肝过于升，肺不能降，王孟英云：片言断定，卓识真不可及。血之随气而升者，留积不去，历久遂成有形之物，此与失血之证同源异脉。其来也暴，故脱然而出为吐血，其来也缓，故流连不出为噎膈。汤液入胃，已过病所，必不能去有形之物，故不效。其专治此症之药，必其性专入咽喉，而力能化瘀解结者也。昔金溪一书贾患此，向余乞方，余茫无以应，思韭叶上露善治噎口痢，或可旁通其意，其人亦自知医，闻之甚悦，遂煎千金苇茎汤，加入韭露一半，时时小啜之，数日竟愈。王孟英云：方妙。

吐

《千金方》治粥食汤药皆吐不停者，灸手间使穴三十壮。穴属手厥阴，在掌后三寸。今人罕知用此法者。治吐汤药，虞天民方最善，用顺流水二盏，煎沸，汤泡伏龙肝研细搅浑，放澄清取一盏，入参、苓、白术各一钱，甘草二分，陈皮、藿香、砂仁各五分，炒神曲一钱，陈米一合，加姜枣同煎至七分，稍冷服，别以陈米煎汤时时咽之，此法治胃虚不能纳食者皆效。又黄退庵治胃阴受戕，纳食即吐者，用人乳同糯米饮缓缓服之，亦应验如神。

头　痛

头痛属太阳者，自脑后上至巅顶，其痛连项；属阳明者，上连目珠，痛在额前；属少阳者，上至两角，痛在头角。以太阳经行身之后，阳明经行身之前，少阳经行身之侧。厥阴之脉会于巅顶，故头痛在巅顶。太阴、少阴二经虽不上头，然痰与气逆壅于膈，头上气不得畅而亦痛。其辨之之法，六经各有见症，如太阳项强腰脊痛，阳明胃家实，少阳口苦、咽干、目眩之类是也。高士宗《医学真传》言头痛之症，只及太阳、少阴、厥阴，疏矣。

胁　　痛

胁痛当辨左右，有谓左为肝火或气，右为脾火或痰与食。_{丹溪则谓左属瘀血右属痰。}有谓左属肝，右为肝移邪于肺。余观程杏轩治胁痛在右而便闭，仿黄古潭治左胁痛法，用栝蒌一枚，甘草二钱，红花五分神效，以栝蒌滑而润下，能治插胁之痛，甘草缓中濡燥，红花流通血脉，肝柔肺润，其效可必，是肝移邪于肺之说为的也。又观薛立斋治右胁胀痛，喜手按者，谓是肝木克脾土，而脾土不能生肺金，则为脾为肺，固一以贯之矣。

腹　痛

医书言腹痛者，中脘属太阴，脐腹属少阴，小腹属厥阴。此指各经所隶而言，然不可执一而论。凡伤食腹有燥屎者，往往当脐腹痛不可按，或欲以手擦而移动之，则痛似稍缓。凡验伤食，舌苔、舌根色黄而浊。仲景《伤寒论》有云：病人不大便五六日，绕脐痛烦躁，发作有时。可以为证。

肝　病

今人所谓心痛、胃痛、胁痛，无非肝气为患，此有虚实之分，大率实者十之二，虚者十之八。余表兄周士熙，弱冠得肝病胃痛，医用疏肝之药即止，后痛屡发，服其药即止，而病发转甚，成婚后数月，痛又大发，医仍用香附、豆蔻、枳壳等药，遂加剧而卒。盖此症初起，即宜用高鼓峰滋水清肝饮，魏玉璜一贯煎之类，稍加疏肝之味，如鳖血炒柴胡、四制香附之类，俾肾水涵濡肝木，肝气得舒，肝火渐熄而痛自平。若专用疏泄，则肝阴愈耗，病安得痊？余尝治钮秬村学博福厓之室人肝痛，脉虚，得食稍缓，用北沙参、石斛、归须、白芍、木瓜、甘草、云苓、鳖血炒柴胡、橘红，二剂痛止，后用逍遥散加参、归、石斛、木瓜，调理而愈。

赵养葵《医贯》，徐灵胎砭之是矣，然观其治木郁之法，先用逍遥散，继用六味地黄汤加柴胡、芍药以滋肾水，俾水能生木，此实开高鼓峰清水滋肝饮之法门。六味加归身、白芍、柴胡、山栀、大枣以治肝胃等证，血少者加味逍遥散加生地。再传而魏玉璜之治胁痛用一贯煎，沙参、麦冬、生地、归身、枸杞、川楝子，口苦燥者加酒连，叶天士之治脘痛用石决明、阿胶、生地、枸杞子、茯苓、石斛、白粳米等以养胃汁，则又化而裁之。法益详备，学者不可忘所自来也。

魏玉璜曰：带浊之病，多由肝火炽盛，上蒸胃而乘肺，肺主气，气弱不能散布为津液，反因火性迫速而下输膀胱之州都，本从气化，又肝主疏泄，反禀其令而行，遂至淫淫不绝。使但属胃家湿热，无肝火为难，则上为痰而下为泻耳。叶天士曰：肝主疏泄，侮所不胜，故亦下利。余尝治下利，但平肝而得效。余尝遵此法治素有肝痛病而下利、脉弦者，果获效。是则肝之主病甚多，司命者不可不察也。

何西池曰：百病皆生于郁，与凡病皆属火，及风为百病之长，三句总只一理。盖郁未有不病火者也，火

— 115 —

未有不由郁者也。第郁而不舒，则皆肝木之病矣。此又可为肝病多之一证。

七　情

《素问·阴阳应象大论》云：悲胜怒，恐胜喜，怒胜思，喜胜忧，思胜恐。此即五行生克之理也。古贤治病，若文挚之怒齐王，华元化之怒郡守，皆宗此旨。戴人、丹溪治案尤多，然亦有不拘克制之说者，如《邵氏闻见录》云：州监军病悲思，郝允告其子曰：法当得悸即愈。时通守李宋卿御史严甚，监军向所惮也，允与子请于宋卿，一造问，责其过失，监军惶怖出，疾乃已，此恐胜忧。《簪云楼杂记》云：鹿邑李大谏，世为农家，获售于乡，父以喜故，失声大笑，及举进士，其笑弥甚，历十年，擢谏垣，遂成痼疾，宵旦不休，太医院某，令家人绐其父曰：大谏已殁。其父恸绝几殒，如是者十日，病渐瘳，佯为邮语曰：大谏治以赵大夫，绝而复苏。其父因悲而笑症永不作，此悲胜喜也。盖医者，意也，苟得其意，不必泥其法，所谓神而明之，存乎其人也。

不　寐

韩飞霞谓黄连、肉桂能交心肾于顷刻，震泽毛慎夫茂才元勋，尝用之而奏效。某年四十余，因子女四人痧痘连绵，辛勤百日，交小暑后，忽然不寐，交睡则惊恐非常，如坠如脱，吁呼不宁，时悲时笑，毛诊之，谓由卫气行于阳，不得入于阴，乃心肾不交之症，用北沙参、生地、麦冬、当归、远志、炙草、白芍、茯神、川连二分，肉桂一分，以甘澜水_{长流水扬之万遍为甘澜水}。先煮秫米一两，去渣，将汤煎药，服之全愈。毛居黎里镇，读书三十年，中岁行道，名著一时。

汪春圃《纯粹医案》亦有以黄连、肉桂治不寐症者，丁俊文每日晡后发热微渴，心胸间怔忡如筑，至晚辄生懊侬，欲骂欲哭，昼夜不能寐，诸药不效，延至一载有余，汪诊其脉，左寸浮洪，两尺沉细，知属阴亏阳盛，仿《灵枢》秫米半夏汤，如法煎成，外用肉桂三钱，另煎待冷，黄连三钱，另煎，乘热同和入内，徐徐温服，自未至戌尽剂，是夜即得酣睡，次日巳牌方醒，随用天王补心丹，加肉桂、枸杞、鹿胶、龟胶等味制丸，调理全愈。偶从杭城沈雨溥书坊购得《医学秘旨》一册，有治不睡方案云：余尝治一人患不睡，心肾兼补之药，遍尝不效，诊其脉，知为阴阳违和，二气不交，以半夏三钱，夏枯草三钱，浓煎服之，即得安睡，仍投补心等药而愈。盖半夏得阴而生，夏枯草得至阳而长，是阴阳配合之妙也。书系抄本，题曰西溪居士著，不知何许人，识以俟考。

不寐之症，由于思虑伤脾，繁冗劳心者，非专恃医药可治。《老老恒言》谓不寐有操纵二法：操者如贯想头顶，默数鼻息，返观丹田之类，使心有所著，乃不纷驰，庶可获寐。纵者任其心游思于杳渺无朕之区，亦可渐入朦胧之境。余谓二法之中，纵法尤妙。盖操则心犹矜持，未极恬愉之趣，不若纵之游行自在也。特恐稍涉妄想，即难奏效，尤当寓操于纵为佳。余师归安沈鹿坪先生焯，官台州教授时，因阅文繁劳，患怔忡不寐，有人传一法云：每夜就枕后，即收敛此心，勿萌杂念，惟游思于平素所历山水佳处，任情一往，定而能静，久而久之，心渐即于杳漠之中，则不期寐而自寐矣。如法行之获效，是其能得纵法之要者。

卷　　四

吐　　血

　　吴球治一少年吐血，来如泉涌，诸药不效，虚羸病危，乃取病人吐出之血，瓦器盛之，候凝入锅，炒血黑色，以纸盛放地上，出火毒，细研为末，每服五分，麦门冬汤下二三服，其血遂止。此盖血导血归法也。余按：近人传治暴起吐血方，以丝棉蘸吐出之血，火焙存性，研末服之甚效，今观吴案，则不独初起者可用此法矣。

　　方书法吐血有用苦寒者，有戒用苦寒者。观顾晓澜治案，可以得其要矣。治案云：徐氏妇，吐血倾盆，数日不止，目闭神昏。面赤肢软，息粗难卧，危如累卵，脉左沉右洪，重按幸尚有根，此郁火久蒸肺胃，复缘暑热外逼，伤及阳络，致血海不止，危在顷刻，诸药皆苦寒，是以投之即呕，借用八汁饮意，冀其甘寒可以入胃清上，血止再商治法。用甘蔗汁、藕汁、芦根汁各一酒杯，白果汁二匙，白萝卜汁半酒杯，梨汁一酒杯，西瓜汁一酒杯生冲，鲜荷叶汁三匙，七汁和匀，隔水炖热，冲入瓜汁，不住口缓缓灌之，服后夜间得寐，血止神清，惟神倦懒言，奄奄一息，脉虽稍平，右愈浮大无力，此血去过多，将有虚脱之患，经云：血脱者益其气。当遵用之，人参七分秋石水拌，黄芪七分黄芩水炙黑，归身一钱炒黑，怀山药钱半，茯苓三钱，大麦冬钱半去心，蒸北五味七粒，和入甘蔗汁、梨汁、藕汁，服后食进神健而瘥。门人问：血冒一证，诸寒皆以苦寒折之，今以甘寒得效，何也？曰：丹溪云"虚火宜补"。此妇孀居多年，忧思郁积，心脾久伤，复缘暑热外蒸，胃血大溢，苦寒到口即吐，其为虚火可知，故得甘寒而止。若果实热上逆，仲景曾有用大黄法，或血脱益气，东垣原有独参汤法，不能执一也。观此知实火吐血，原当用苦寒，然除实火之外，则概不宜用苦寒矣。今人吐血挟虚者多，而医者动手辄用苦寒，宜乎得愈者少也。吐血戒用苦寒，更有治案可法。吴孚先治何氏女患吐血咳嗽，食减便溏，六脉兼实，左部尤甚，医用四物汤加黄芩、知母，吴曰：归、芎辛窜，吐血在所不宜，芩、知苦寒伤脾，在所禁用。乃与米仁、玉竹、白芍、枸杞、麦冬、沙参、川断、建莲、百合，二十剂，脉稍缓，五十剂而瘳。此方治阴虚咳嗽吐血最良，然必收效于数十剂后，谓非王道无近功乎?

又程氏式《医彀》,治李氏子吐血喘促,咳嗽浮肿,脚软不能行,诊脉浮涩微疾,此房劳所致也,用茯苓、白芍、苡仁、木瓜、丹皮、芡实、牛膝、贝母、百合、甘草,服十余剂,喘促稍定,浮退血止,前方加术,服二十余剂而愈。夫此病以凉止血,则浮喘必剧,以温止浮喘,则吐血必甚,总归不起,第于平淡中寓巧法,故能生耳。治吐血者知此,庶不为药所误。

方书每言童便治吐血之神,然须择强健之童而不食腥浊物者,有力者犹可购求,窭人安能?

传有一方:丹参饭锅蒸熟,泡汤代茶,日饮之甚效。

诸　　血

肌衄即《内经》之血汗,古无验方,近人方案有极验者,录以备用。毛达可《便易经验集》云:一人左臂毛窍如针孔,骤溅出血,积有一面盆许,昼夜常流,面白无气,余用炒山甲片研细粉,掩之以帕,扎住,即止,随服补血汤数剂而愈。后治一老农肾囊上有一针孔流血,盈至脚盆,诸药不效,自谓必死,余投以前法,立时痊愈。真神方也。顾晓澜《吴门治验录》云：余同事杨君，脑后发际忽出血不止。众皆骇然，余知其为肌衄也，令用一味黄芩，渍水涂之立愈，后竟未发。又见有胸前背心两证，亦以前法治之立效。此方余友范董书所传治鼻梁血出者，移治他处亦效，而《准绳》未见及此，可见著书之难也。

许辛木部曹之室人，自幼患鼻衄，于归后，无岁不发，甚者耳目口鼻俱溢出，至淡黄色始止，凡外治内治之法，无不历试。每发必先额上发热，鼻中气亦甚热。近二十年来，每觉鼻热，辛木以喻嘉言清燥救肺汤投之，二三剂后，即觉鼻中热退不衄，或投之少迟，亦不过略见微红，盖此方最清肺胃之热，惟人参改用西洋参，或加鲜生地，势已定，则用干生地。喻氏此方自言不用一苦药，恐苦从火化也，此制方炒处，医者不可妄加也。

汗

方书皆谓自汗属阳虚，盗汗属阴虚。余按：何西池《医碥》云：伤寒始无汗，后传阳明即自汗，岂前则表实，后则表虚乎？又云：人寤则气行于阳，寐则气行于阴。若其人表阳虚者，遇寐而气行于里之时，则表更失所护而益疏，即使内火不盛，而阳气团聚于里，与其微火相触发，亦必汗出。是则自汗不第属阳虚，盗汗不第属阴虚矣。

疸

常州杨蕉隐参军振藩，能诗善画，兼谙医学，传一治黄疸病方：用鲫鱼数枚，剪取其尾，贴脐之四围，<small>当脐勿贴</small>，须臾黄水自脐出，鱼尾渐干，更易贴之。常有病黄疸甚剧，他人以手熨其身，手亦染黄色，用此治之，自朝至夕，贴鱼尾数次，水流尽即愈。曾目击其效。又言：有草名并蒂珊瑚，叶似桂，高不及尺，每颗冬间结子二枚，色红如南天竺子，取子煎服，亦治黄病甚效。

肿

海宁许珊林观察楨，精医理，官平度州时，幕友杜某之戚王某，山阴人，夏秋间忽患肿胀，自顶至踵，大倍常时，气喘声嘶，大小便不通，危在旦夕，因求观察诊之，令用生黄芪四两，糯米一酒盅，煎一大碗，用小匙逐渐呷服，服至盏许，气喘稍平，即于一时间服尽，移时小便大通，溺器更易三次，肿亦随消，惟脚面消不及半，自后仍服此方，黄芪自四两至一两，随服随减，佐以祛湿平胃之品，两月复元，独脚面有钱大一块不消，恐次年复发，力劝其归，届期果患前症，延绍城医士诊治，痛诋前方，以为不死乃是大幸，遂用除湿猛剂，十数服而气绝，次日将及盖棺，其妻见死者两目微动，呼集众人环视，连动数次，试用芪米汤灌救，灌至满口不能下，少顷眼忽一睁，汤俱下咽，从此便出声矣，服黄芪至数斤，并脚面之肿全消而愈。观察之弟辛木部曹楣，谓此方治验多人，先是嫂吴氏，患子死腹中，浑身肿胀，气喘身直，危在顷刻，余兄遍检名人医案，得此方遵服，便通肿消，旋即生产，因系夏日，孩尸已烂成十数块，逐渐而下，一无苦楚。后在平度有姬顾姓，患肿胀脱胎，此方数服而愈。继又治愈数人，王某更在后矣。盖黄芪实表，表虚则水聚皮里膜外而成肿胀，得黄芪以开通隧道，水被祛逐，胀自消矣。

消

治消渴证每用凉药，然观孙文垣治消渴，小便色清而长，其味甘，脉细数，以肾气丸加桂心、五味子、鹿角胶、益智仁，服之而愈。陆养愚治消渴，喜饮热而恶凉，大便秘，小便极多，夜尤甚，脉浮按数大而虚，沉按更无力，以八味丸加益智仁煎人参胶糊丸，服之而愈。其法本于《金匮》，由火虚不能化水，故饮一斗小便亦一斗，凡见渴而水不消，小便多者，即当合参脉证，以此法治之。

伤　　食

中食之证，往往状似中风，非详问病因，必难奏效。《明医杂著》有案可法，录之。一壮年人忽得暴疾如中风，口不能言，目不识人，四肢不举，急投苏合香丸不效，余偶过闻之，因询其由，曰：适方陪客，饮食后忽得此症。遂教以煎生姜淡盐汤，多饮探吐之，吐出饮食数碗，后服白术陈皮半夏麦芽汤而愈。

湖州某绅，老而矍铄，食量兼人，暑月有馈盛馔者，快意加餐，次日蒸豚味变，不忍舍弃，复饱啖焉，遂得河鱼疾以卒。观此知高年胃强不足持，且以见圣人肉败不食，诚养生之道也。

少壮时饭后作书，未尝有滞食之病，中岁以来，遂膺斯患。丁巳年假得秘书数种，克期约还，又不敢假手于人，亲自抄录，日无暇晷，饱食后即倚案挥毫，因患腹痛，大便闭，数日不食，服保和丸及米灰等不效，

投陆氏润字丸，大黄一两酒浸晒干蒸半熟，制半夏、前胡、山楂肉、天花粉、陈皮、白术、枳实、槟榔各钱二分五厘，每药须略炒或晒干为末，姜汁打神曲糊为丸梧子大。**始愈。自是饭后不敢作书。**余服润字丸时，适陈载庵来，告以所患，问宜何药，载庵曰：《三世医验》中润字丸最稳最灵。余曰：鄙意正同，已服二钱许矣。载庵曰：不妨再服一次。如其言大便遂通。**伤食者，往往发热口渴，有似外感，辨之之法，以皮硝二钱，用纸**纸须厚**坚包固，缚置胃脘，静卧数刻，启纸视之，皮硝若湿，便是伤食，伤之轻者，此亦可以消化，伤之重者，其湿必更甚，乃服消食药可也。**

邪　　祟

杭州陈茂才福年，形状丰硕，气体素健，一日为其父诣市购药，忽仆于药肆门前，肆主为雇舆送归之，医救治不效，口鼻出血，未及半日遂卒，年仅三旬。按：沈从先野《暴证知要》云：凡遇尸丧，玩古庙，入无人所居之室，及造天地鬼神坛场，归来暴绝，面赤无语者，名曰鬼疰，即中祟也，进药便死，宜移患人东首，使主人北面焚香礼拜之，便行火醋熏鼻法，则可复苏，否则七窍迸血而死。闻陈生是日，曾至人家吊丧，其所患岂即此耶？业医者遇此等症，慎勿猛浪投药。

袁随园子不语，谓《东医宝鉴》有法治狐，而不述其方。按：是书"邪祟门"中有辟邪丹，治邪祟邪疾，及山谷间九尾狐精为患，方用人参、赤茯苓、远志、鬼箭羽、石菖蒲、白术、苍术、当归各一两，桃奴五钱，雄黄、朱砂各三钱，牛黄、麝香各一钱为末，酒糊丸，如龙眼大，金箔为衣，每一丸，临卧以木香汤化下，诸邪不敢近体。更以绛囊盛五七丸，悬床帐中尤妙。随园所云，殆即此欤？此方程杏轩《医述》采载，无牛黄，有甘草，赤茯苓改用茯神。

疠

疠即大风，又作癞。《论语》：伯牛有疾，注：先儒以为癞也。毛西河《四书剩言》云：包注，牛有恶疾，按：古以恶疾为癞，《礼》：妇人有恶疾，去，以其癞也。故《韩诗》解芣苢之诗，谓蔡人之妻伤夫恶疾，虽遇癞而不忍绝。而刘孝标作《辨命论》，遂谓歌其芣苢，正指是也。又《淮南子》曰：伯牛癞。又芣苢草可疗癞也，见《列子注》。余按：芣苢即车前，《本草》不著其治疠功用，明·沈之问《解围元薮》一书，专治疠风，方药甚多，而用车前者绝少。其所常用之药，乃大风子、苍耳子、蓖麻子、豨莶草、苦参、花蛇等是也。鲍云韶《验方新编》载治麻风白花蛇丸方云：丹阳荆上舍得麻风疾，一僧疗之而愈，以数百金求方不肯传，馆宾袁某窥藏纳衣领中，因醉窃录焉，用者多效。此与萧翼赚兰亭相似，皆以酒为饵者也。方用白花蛇一条，乌梢蛇一条，并去头尾生用，防风、蝉蜕草鞋打碎去泥土、生地、川芎、苦参、枸杞、槐花、银花，以上各二两，白蒺藜、全蝎醋浸一日去盐味、北细辛、蔓荆子、威灵仙、何首乌、胡麻仁炒香、金毛狗脊、川牛膝、乌药、天花粉、川连、黄芩、栀子、黄柏、连翘、牛蒡子，以上各一两，炒，漏芦半斤，去节洗净四两，荆芥穗一两五钱。上头面者，加白芷一两；肌肤溃烂者，加大皂角一两。共研末，米糊为丸，桐子大，每服五六十丸，茶送下，午后、临卧各一服。一僧加风藤一两。

越郡有患疠风者，因至外祖家食鸡而得，其外祖乃患此症者也，后其人死，所畜之鸡，肥大异常，邻人购食之，亦患此症而死。盖鸡食疠风者之痰，能染人也。谚曰：宁娶疯子妻，不食疯子鸡。良有以也。

耳

乾隆时，杭州金民以耳科致富，止恃一秘方，今其家已式微，有人传得其方，用之甚效。取大蚌壳全个，中装人粪、千年石灰、野猪脚爪_{乌蜡店中有之}，以铁丝匝紧蚌壳，外用泥涂，炭火煅至青烟起，置地上去火性，研细末，入磁瓶秘藏，凡患耳中烂，及耳聤流水等症，以此渗之立愈。此方天台余以庠传序所述，云不独可治耳疾，凡外症溃烂者，皆可用之，曾有人治裙边疮年久者亦效。

凡人于薙发之后，必取耳以快意，此由少时习惯，遂成自然，往往有取之过深，伤而出血者，《素圃医案》郑在辛著一则，尤堪警目，录之。贡武弁年二十余，取耳时为同辈所戏，铜挖刺通耳底，流血不止，延外科治之，初不以为楚，旬日间忽头痛，又延内科治之益甚，迎余往治，则头痛如破，体僵面赤烦躁，脉弦紧，口流脓血，检所服药，皆石膏、栀子、芩、连等味，病人自言脓血不自喉出，余曰：此脑中脓血，流入鼻内，渗于口中，的系破伤风矣。项强已属不治，幸未再见厥冷，用小续命汤，重加桂枝、附子、干姜，去黄芩，一剂微汗，头痛减半，再剂颈柔，十数剂后，耳内结疤，脑涎亦不流，但其耳竟无闻矣。

目

目中起星，宜初起即治，《石室秘录》方最妙，白蒺藜三钱，水煎洗，日四五次。余二次皆用此获效。又一次以新橘子皮塞鼻中，不半日即退。又旧传一方，用山慈姑、人乳磨汁，入冰片末少许点之，并治翳障甚效。

人有患肝病者，重酒柴胡，服之肝病愈而目瞀，以其竭肝阴也。大抵温散之品皆损目，友人某嗜饮烧酒，后竟失明，至如韭、蒜、椒、芥等耗目光，并宜远之。

一人患头风痛，两目失明，遍求医治无效，偶过茶肆小憩，有乡人教以用十字路口及乡村屋旁野苋菜煎汤，入沙壶中乘热熏之，日行数次，如是半月复明。

许辛木说：明目之方，可久服者，枸菊丸第一，专用二味，勿入六味丸内，黑小豆次之。《寿亲养老新书》云：李小愚取黑豆紧小而圆者，侵晨以井花水吞二七粒，谓之五脏谷，到老视听不衰。近人相传服法：晨用生小黑豆四十九粒，以滚水送下，久服勿间，则眼到老常明。余二十九岁患风火赤眼，愈后阅文攻苦，用目过早，遂至昏涩羞明，不能作字，又为眼科以赤药点之，转益增剧，于是谢去生徒，闭门静养，专服小黑豆，又每晨用明矾末擦齿，后以洗面水漱口，即将其水洗目，洗后闭目片时，俟其自干，如是半年，目乃复初，因服小黑豆勿辍，凡二十余年，迄今目光如旧，灯下可作细字，未始非此方之力，凡人至中年而目昏花，即当服此。或因其性凉，不宜于寒体，则服枸菊丸可也。丁巳秋见歙县吴端甫攒花《易简良方》载服黑料豆法，并述功效，附录于此。云：每一岁生吃一粒，自小服起，每年视岁数加减，永无眼患，余于壬子年入会闱，年仅四十二，而上灯后几不见卷格，南旋即得此方，无间服之，今历五稔，目力倍于幼时，真奇方也。

明周定王橚《普济方》四百二十六卷，为方六万一千七百三十九首，余在杭州时欲借抄是书，需钱百余万，因而不果。咸丰九年，从坊友邱春生钺，觅得刊本眼科书一册，即《普济方》第三十一卷，计一百页，凡分类十有三，曰内外障眼，曰内障眼，曰外障眼，曰将变内障眼，曰内障眼针后用药，曰目生肤翳，曰目生丁翳，曰目生花翳，曰卒生翳膜，曰远年障翳，曰目昏暗，曰目见黑花飞蝇，曰目晕，类各有论，共五百八十八方，其内外障眼类中有去翳生血止痛方，出《家藏经验方》，用蛴螬汁滴目中，及饴炙食之，下引陈氏经验方云：《晋书》盛彦母氏失明，躬自侍养，母食必自哺之，母既病久，至于婢使，数见捶挞，婢忿恨，伺彦暂行，取蛴螬炙给之，母食以为美，然疑是异物，密藏以示彦，彦见之，抱母恸哭，绝而复苏，母目豁然，从此遂愈。孟子曰：陈仲子岂不诚廉士哉？居于陵三日不食，耳无闻，目无见也，井上有李，蝤食实者过半矣，匍匐往将食之，三咽然后耳有闻，目有见。《本草》云：蛴螬汁滴目中去翳障。余在曲江有将官以瞽离军，因阅《晋书》见此，参以孟子之言，证以《本草》之说，呼其子俾羞事而供，勿令父知，旬日后目明，趋庭伸谢，因录以济众。按：此方他书罕见，特载于此，俾患障失明者采用焉。

钮兰畹说：湖城某妪，年四十余，目昏不能拈针黹，得一方，七月七日采旱莲草捣汁，入食盐拌匀，日晒夜露，每日早起洗休，以汁少许点目中，初微痛，后乃如常，目光遂渐明，嗣后至七十余岁，犹能于灯下缝纫。

喉

门人歙县吴子嘉茂才鸿勋，传治喉症方，名咽喉急症异功散，云得自苏州，灵验异常，历试不爽。用斑蝥四钱，去翅足，糯米炒黄去米，血竭六分，没药六分，乳香六分，全蝎六分，元参六分，真麝香三分，共为细末，收藏磁瓶封口，切勿走气，不论烂喉风、喉闭、双单喉蛾，用寻常膏药一张，取此散如黄豆大，贴项间，患左贴左，患右贴右，患中贴中，贴三四时即起泡，用银针挑破即愈，凡阴证起泡更速。此方亦见《疫痧草》。

《金匮翼》烂喉痧方，最为神妙。药用西牛黄五厘，冰片三厘，象牙屑三分焙，人指甲五厘，男病用女，女病用男，真珠三分，青黛六分，去灰脚净，壁钱三十个焙即蟢子窠，土壁砖上者可用，木板上者不可用，共为极细末，吹患处。凡属外淫喉患，无不应手而瘳，不特烂喉痧奉为神丹也。惟药品修制不易，猝难即得，有力者宜预制备用。如一时不及修合，别有简便之法：用壁钱五六个，瓦焙为末，加人指甲末五厘，西牛黄三厘，亦效。又治喉蛾方，断灯草数茎缠指甲，就火熏灼，俟黄燥，将二物研细，更用火逼壁虱即臭虫十个，共捣为末，置银管，向患处吹之神效。见黄霁青《太守安涛贤已编》。

舌

临症视舌，最为可凭，然亦未可执一。《正义》云：凡见黑舌，问其曾食酸甜咸物，则能染成黑色，非因病而生也。然染成之黑，必润而不燥，刮之即退为异。又惟虚寒舌润能染，若实热舌苔干燥，何能染及耶？凡临症欲视病人舌苔燥润，禁饮汤水，饮后则难辨矣。《重庆堂随笔》云：淡舌白苔，亦有热症，黄厚满苔，亦有寒症，舌绛无津，亦有痰症，当以脉症便溺参勘。又白苔食橄榄即黑，凡酸物皆然。食枇杷即黄，又如灯下看黄苔，每成白色，然则舌虽可凭，而亦未尽可凭，非细心审察，亦难免于误治矣。

黑舌苔有寒热之分，辨别不精，死生立判。汪苓友谓舌苔虽黑，必冷滑无芒刺，斯为阴证无疑，诚扼要之言也。舒驰远《伤寒集注》谓黑苔干刺为二证，一为阳明热结，阴津立亡，法主大黄、芒硝，急夺其阳，以救其阴，阴回则津回。一为少阴中寒，真阳霾没，不能熏蒸津液，以致干燥起刺，法主附子、炮姜，急驱其阴，以回其阳，阳回则津回。据此则黑苔冷滑者，必无阳证，而黑苔干刺者，有阳证复有阴证矣。临症者可不慎欤？

舌现人字纹，多因误投寒药所致，杨乘六治沈姓感症危甚，舌黑而枯，满舌遍裂人字纹，曰：脉不必诊也。此肾气凑心，八味证也，误用芩连，无救矣。逾日果殁。

程杏轩治农人患伤寒数日，寒热交作，自汗如雨，脉虚神倦，舌苔白滑，分开两歧，宛如刀划，询知误服凉药，与六味回阳饮，服之有效，断进左右二归饮数剂，舌苔渐退而安。又《伤寒金镜录》有裂纹如人字形者，因君火燔灼，热毒炎上而发裂，宜用凉膈散，此则舌见红色，又当细辨脉症，分别治之。

缪氏子年十六，舌上重生小舌，肿不能食，医以刀割之，敷以药，阅时又生，屡治不痊，精力日惫，向余求药，检方书用蛇蜕烧灰研末敷之，不用刀割。立愈，后不复发。

齿

秀水新塍镇屠氏，人多耆寿，牙齿至老坚固不坏，有家传秘诀，自幼大小便时，咬定牙齿，不令泄气，法本张景岳。即有人询问，亦不答应，历久勿间，故牙齿从无坠落之患。余友郑拙言学博风镩说。

江湖上女医有捉牙虫者，以箸尖向患处旋绕，投水碗中，似有虫者无数，云虫去齿痛当愈，顾往往不甚验。比阅程学博瑶田《通艺录》所载亡室徐孺人行略，始知其术皆伪，行略云：濠濛间妇人能为龋齿医，行而卖其艺，治一人齿，能出虫多者以百数。孺人曰：吾生长和州，知之久矣，齿即生虫，他医莫能出，若乃能应手出乎？盖蓼花虫也。

余久患齿痛，每勤劳火动，及食甜物即发，丙午年周介梅表弟士稔传一方云：每日晨起，以冷水漱口三次，不可间断，永无齿痛。介梅向患齿痛甚剧，行此得痊。余如法行之，齿痛遂不发。治齿痛神方。用青鱼胆风干，生明矾研末擦之，立止，又可治喉风，以上二味，加入指甲末、灯心灰吹之最妙。

腿

表兄周乙藜学博士照，于道光壬寅年患腿热，而按之不热，行步无力，不痛不肿，延医诊治，谓是湿热，重用防己，服之忽心悸不寐，别招医治，谓是阴虚，用熟地等药，心悸仍然，腿患益甚，腿肉日削，食少神惫，势就危殆，时乙藜家质库中友朱光甫能医，乃令治之，曰：此痿病也。诚然是湿热，诚然是阴虚，然专治一端则误矣。投以清燥汤，病日减，继用虎潜丸法，出入增损，至三百剂始复原。乙藜因是潜玩医书，深究脉学，为人治病屡奏效。

方书言风胜则引，湿胜则肿，寒胜则痛，此亦未可泥也。道光己丑年，先君子芗畇公，<small>时年四十有九。</small>患两腿热痛，不能行步，医家用蠲痹汤、巴戟天汤不效，反加剧，且肿，色青紫，又以为阴亏，用虎潜丸，痛益甚，饮食少进，乃至震泽，就吴雪香先生诊之，<small>先生震泽县庠生，中岁悬壶，审症精细，求治者盈门。</small>切脉濡数，患处肿痛，询知酒户素大，谓是湿热致患，用苡仁、海桐皮、防己、蚕砂、川萆薢、秦艽、桑枝、牛膝、木通等药，日有起色，不一月全愈。余按：痛而热，则不当用温药。蠲痹汤等所以不效也。此犹理之显著者，而知之者鲜焉。甚矣！医道之难明也。

热病愈后，往往归之于足，发热肿痛，不治则痛甚而死，或至残废，如截足风之类。咸丰戊午春，余母周太孺人，偶发寒热，忽患此症，时余在杭州，内人周婉霞在家侍奉，检医书得一方，用广胶一两，入糟、醋、姜、葱汁，四味烊化成膏，摊纸或布上，贴患处，痛立止。糟入醋中，将糟凿碎调匀，滤出汁，去糟渣，勿用姜汁，不必多，只少许，葱汁较姜汁多一半，糟醋汁须三四倍于葱汁。

庚申冬初，姬人李氏患伏暑，愈后两足肿而不红，其痛尤剧，服去湿清热药不效，用此方治之，痛亦立止，真神方也。因忆道光年间，邻人陈氏妇曾患此症，诸医莫能疗治，后以足浸冷水中，号呼痛绝而殒。惜当时未得此方拯之，特详志于此，愿有志者广传焉。

杂　　病

余戚茗城沈妪，年七十四，忽头上右偏发中生一角，初起微痛，其后每觉痛则角稍大，阅三年，状如小指，角根之肉微肿，角坚如石，色微黄，角尖有三凹，纹色微黑如犀角，今已七十六岁。咸丰八年记。按：丹溪治郑经历嗜酒与煎煿，年五十余，额丝竹空穴涌出一角，长短大小如鸡距，稍坚，丹溪谓宜断厚味，先解食毒，针灸以开泄壅滞，未易治也，郑惮烦，召他医，以大黄、朴硝、脑子等冷药掩之，一夕豁开如酱蚶，径三寸，一二日后，血自蚶中溅出，高数尺而死，此冷药外逼，热郁不得发，宜其发之暴如此。今沈妪食贫茹苦，从不饮酒啖肉，其非食毒可知，不审何气使然，书之以俟识者。又按：《南史》孙谦末年头生二肉角，各长一寸，此则有肉无骨，其形较异。又按：赵云松《观察檐曝杂记》云：梁武帝时钟离人顾思远年一百十二岁，萧侯见其头有肉角长寸许（见传）。后余亦见二人，一江兰皋，阳湖人，一徐姓，嘉兴人，头上皆有肉角，高寸许，年亦皆九十余，盖寿相也，然二人皆贫苦，皆无子，则亦非去征。此亦可以相证，附录之。

病有可预测其兆者。如手指麻木，知将患中风。一年前时时口干，手脚心热，或作渴思饮茶井水，或食已即饥，知将患发背。三年内眉目骨痛，知将患大风疾。此有外症可凭者也。至于察神色，审脉象，而能先识其疴，则非神乎技者不能矣。

《医碥》谓真心痛，切牙噤口，舌青面黑，汗出不休，手足寒过节。真头痛全脑连齿皆痛，手足寒至节。皆旦发夕死，不忍坐视，真心痛用猪肝煎汤，入麻黄、肉桂、干姜、附子服之，以散其寒，或可死中求生。真头痛急与黑锡丹，灸百会穴，猛进参、沉、乌、附，或可生。

本生祖秋畦公捐馆舍时，年七十有八，猝发心痛不可忍，半日即长逝，其时延医诊视，只进治心痛通套药，使准此法以治，庶几稍可救药乎？

消渴、水肿、下疳、咳嗽、吐血等症，皆以戒盐为第一要义，若不能食淡，方药虽良，终难获效。

病有见于此而应于彼者，约略举之。如青腿牙疳之症，牙病而必见于腿上，咳不止，脉无神气，粪门生瘘，此阳极而下，不治之症。痄腮之症，亦名肿腮。初起恶寒发热，脉沉数，耳前后肿痛，隐隐有红色，肿痛将退，睾丸忽胀，亦有误用发散药，体虚者，不任大表，邪因内陷，传入厥阴脉络，睾丸肿痛，而耳后全消者，盖耳后乃少阳胆经部位，肝胆相为表里，少阳感受风热，邪移于肝经也，若作疝症治之益误矣。此症惟汪蕴谷文绮《会心录》详言之，并立方云：肿腮体实者，甘桔汤加牛蒡、丹皮、当归之属，一二剂可消；体虚者，甘桔汤加何首乌、玉竹、丹皮、当归之属，二三剂亦愈。如遗毒为害，必须救阴以回津液，补元以生真气，俾邪热之毒，从肿处尽发，方用救阴保元汤，黑豆三钱，熟地二钱，麦冬钱半，丹皮、山药、南沙参、炙黄芪各一钱，炙甘草八分，水煎服。又虏疮之症，亦有先喉痛者，陈载庵之子所患，用《吴医会讲》中之法治之是也。见"今人门"。

妇　科

《坤元是保》，宋·薛仲昂轩所著，历代女科书皆未之采，书中不乏精要之论，易简之方，询为女科秘笈。咸丰丁巳，吴晓钲以重值购自吴门，借余录之，摘录数条于此。

妇人有疾，两乳不嫌其大，月水不嫌其多，乃生机也。治呕血及诸衄下血等候，用猪腰子一具，童便二盏，陈三白酒一盏，贮新瓶内，密封泥口，日晚以慢火煨熟，至初更止，夜分后，更以火温之，发瓶毕食，即病笃者，止一月效，平日瘦怯者，并宜服之，男女皆效，真以血养血之良方也。

医书云：先期为血热，后期为血寒，然有或前或后者，将忽寒忽热乎？大抵气者血之母，气乱则经期亦乱，故调经以理气为先。

孕六七月，因争筑著子死腹中，恶露直下，痛不能胜而欲绝者，佛手散主之。当归三钱，川芎五钱，益母五钱，水酒各半碗煎服，停一二时再进一服。若胎不损，则痛止而子母俱安，既损则胎下而母全矣。

一胎不动而冷如冰，即非好胎。若以不动言之，好胎亦是伏而不动者，何可遂断其死胎也？宜服顺气活血药。产后忌饮酒，但服童便可也，童便为临产仙药，晕眩败血中心，及血崩诸症，仓卒不及备药，惟儿初下地时，即与童便一盏，庶免诸症之患。一月之内，日服一盏，百病不生，他药皆不及此。

产后百病，三者最危：呕吐、盗汗、泄泻是也。三者并见，其命必危。数症并作，治其所急，见二凶多，一症轻者无害。产后阴血虚耗，阳浮散其外而靡所依，故多发热，治法用四物汤补阴，姜通神明，炮干姜能收浮散之阳，使合于阴，故兼用之。然产后脾胃虚损，有伤饮食而发热者，误作血虚，则反伤矣。故必先问曾食何物，有无伤损。有恶血未净者，必腹痛而发热，有感冒外邪者，必头痛而发热，若发热而饮食自调，绝无它症者，乃血虚也，可以补血。若胸膈饱闷，嗳气恶食，泄泻等症，只随症治之。要知腹满而不痛者，断非恶血也，莫误。

产后用益母草锉一大剂三两，浓煎去渣，加芎、归末各二钱，陈酒、童便各一盏，服之至再，则腹痛血晕之恶免，且大有补益，真治产之司总也。此方又名夺命丹，为产后圣药。

产后喜咸爱酸而致咳嗽者，必致痼疾，终身须自慎之，家传秘方有六，简易而神妙特奇，世世宝之。种子丸，五月五日拔益母草带根阴干为末，炼蜜为丸，如弹子大，每朝二丸，百日必效。**固胎丸**，条芩、白术为末，每服三钱，砂仁汤下，连服数朝而胎可永安。**保安丸**，五月五日取益母草去根晒干为末，炼蜜为丸，如弹子大，孕八九月每朝一丸，砂仁汤下，服二三十朝必无倒产之逆。**催生丹**，益母草四两，焦白芷、炒滑石、百草霜各二两，临产服四钱，芎归汤送下。**益母丹**，既产用山楂末三钱，浓煎益母草汤、陈酒和童便调下，第一日三服，第二日二服，第三日一服，第四、第五日山楂末减半，第六、第七日去山楂末，只服三味，第八日并三味一服，而百疾不生矣，历验。**坤元是保丹**，孕妇病则胎亦病而坠，则多两亡，此方能却胎病使两无恙。青黛五钱，伏龙肝二两，二味研末，用井泥调匀，涂脐上当孕处二寸许，干则再涂，此丹只可施于伤寒极热之症，不可概施者也，切记！切记！慎之！慎之！余家有傭妇叶姓，阴户坠下一物，如初生孩儿头，卧则入腹，立则坠于外，行动不便，深以为苦，自云产后操作过早，屡至河埠踞而洗衣，致有此患，坠下后产一男，仍不能收，俗名鱼袋，不知是否即子宫也。此症初起，若依丹溪法，当或可疗，久则不能治矣。

丹溪治产妇阴户一物如帕垂下，俗名产颓，宜大补气以升提之，以参、芪、术各一钱，升麻五分，后用归、芎、甘草、陈皮调之。又治产妇阴户下一物如合钵状，此子宫也，气血弱，故随子而下，用升麻、当归、芎、芪，大剂服二次，后以五倍子作汤洗濯，皱其皮，觉一响而收入。

胎　　产

　　妇人经止三月，以川芎末二钱，煎艾水调服，腹内觉微动是孕，不动者非也。此法妇科诸书皆载之，然未可轻试。余内人素患肝气，己丑岁怀孕三月，服川芎末少许，即动甚不安，是知成方不当泥也。又方书佛手散，用当归、川芎各五钱，水酒煎，治胎动。杭州儒医严兼三茂才_稔，谓此方暂服则安，常服之则屡生而不育，亲验，故知之。

　　秀水新塍镇陈氏女科，治胎前诸症，戒用川芎，以其能升，易动胎气也。又言桂圆产后不可轻服，味甘易令人呕，恐瘀血因之而升也。余因思张景岳治胞衣不下，用本妇头发搅入喉中，使作呕，则气升血散，胞软自落，此法虽妙，然或因作呕而瘀血上升，转益为害矣。

　　萧慎斋《女科经纶》谓妊娠十月而生，其常也。其有逾期者，若唐尧之与汉昭是也，若云二年四年，则怪诞不经矣。

　　余按：《元史》黄溍传孕二十四月而生，此必非虚饰者。又仁和王学权《重庆堂随笔》载王大昌语云：老医辅沛霖治周缝人妻，经阻腹痛而硬，服药不效，至两年余，忽举一子，而胀病如失，其子甚短小，名曰关保，余常见之云与。然则胎孕阅数年之久，亦事之所或有，未可概以为不经也。

蔡松汀难产方：用黄芪、熟地各一两，归身、枸杞子、党参、龟板醋炙各四钱，茯苓三钱，白芍、川芎各一钱，无论胞衣已破未破，连服四五帖，但用头汁，取其力厚也。此方意主补助气血，以为服之者万无一失。冯楚瞻催生保产万全汤，则用人参三钱至五钱，归身二钱，牛膝梢三钱，川芎、干姜炒焦各一钱，肉桂六分，桃仁十三粒，酒炒红花三分，补而兼通，谓不惟催生神效，产后更无瘀血凝滞百病。主蔡说者，訾冯方温热，主冯说者，议蔡方补滞。窃谓冯方惟秉质虚寒者宜之，否则必有遗患，当以蔡方为优。孕妇服药，凡寻常所用如牡丹皮、赤芍、牛膝、薏苡仁、贝母、半夏、南星、通草、车前子、泽泻、滑石、槐角、麦芽、神曲、伏龙肝、归尾凡用归身当去尾、鳖甲、龟板等皆忌之，大抵行血利气通络渗湿之品，均在禁例，故王孟英谓胎前无湿，虽茯苓亦须避之，火酒、椒、蒜皆不可食，以其助火铄阴也。固胎之物，南瓜蒂煎汤服最良，胜于诸药，黄牛鼻煅灰同煎尤妙。

《泊宅编》云：一妇人暴渴，惟饮五味汁，名医耿隅诊其脉曰：此血欲凝，非疾也。已而果孕。以古方

— 144 —

有血欲凝而渴饮五味之症，不可不知也。按：此说产科书罕见，录之以备诊家之一助。

江都葛晴峰自申《医易·脉部》谓孕脉以阳入阴中，脉当短促。罗养斋以为发千古所未发，惜其书不传。

补脬散治产后交肠病，因脬肠有损，积秽凝塞，故大小便易位而出也。补脬散甚效，方用生黄绢丝一尺剪碎，白牡丹皮、白及各钱半，水一碗，同煮如饴，木槌研烂，空腹时顿服，服时不得作声，作声则不效。陈变梦琴通其法，用生黄丝绢、白及、黄蜡、明矾、琥珀，水捶为丸，猪脬一个，煮汤饮之，尤精密可法。

辨妊娠，古人以形病脉不病为凭，沈金鳌更以嗜酸别之，何西池又以胎至五月则乳头乳根必黑，乳房亦升发为据。辨胎男女，古人以脉左大为男，右大为女，张路玉独谓寸口滑实为男，尺中滑实为女，两寸俱滑实为双男，两尺俱滑实为双女，右尺左寸俱滑实为一男一女，此皆扼要之诀也。

阳湖史生家俊，言其同乡名医周八先生诊一孕妇，左乳胀痛，谓左乳胀为男，右乳胀为女，后果生男。余按：《千金方》云：左乳房有核是男，右乳房有核是女。又《坤元是保》以乳核先生验左男右女，殆即此义欤。

子死腹中，古法用下。验之之法，腹闷胸坠兼冷，略无动意，口中秽气，面如土色，舌色青黑是也。治法服回生丹三丸立下，产母无恙。如一时无此药，以平胃散一两，生用，经火炒不应，酒水各半盅，煎好，入朴硝五钱，再煎温服，即化水而下。薛立斋云：胎死服朴硝下秽水，肢体倦怠，气息奄奄，急用四君子为主，佐以四物，加姜、桂调之。萧慎斋云：胎死必先验舌青、腹冷、口秽的确，方可用下，亦必先固妊娠本元，补气养血，而后下之，若偶有不安，未能详审，遽用峻厉攻伐，难免不测之祸。《保产要录》云：即不服药，人不慌忙逼迫，亦迟迟生下，而不伤母，盖人腹中极热，惟不忙迫，产母安心饮食，腹内热气熏蒸，胎自柔软腐死，或一二日，或三四日，自然生下，但所出秽气，令人难闻，是可知死胎用下，乃不得已之治法。若产母病后及真元虚者，尤当审慎。程道承式《医彀》，治产妇气血弱而胎死腹中者，其症腹胀作痛，一日不下，其脉两尺沉伏，微动无神，熬益母膏，以川芎、当归、肉桂、葵子煎汤，调服二三盏，胎即下，其治最善。吴鞠通治一妇死胎不下二日，诊其脉洪大而芤，问其症大汗不止，精神恍惚欲脱，曰：此心气太虚，不能固胎，不问胎死与否，先固心气。用救逆汤地黄、麦冬、白芍、阿胶、炙草、龙骨、牡蛎加人参，煮三杯，服一杯而汗敛，服二杯而神清气宁，三杯未服，而死胎下矣。下后补肝肾之阴，以配心阳之用而愈。此又可为治死胎者开一法门也。

《产宝》云：妊妇腹中脐带上疙瘩，儿含口中，因妊妇登高举臂，脱出儿口，以此作声，令妊妇曲腰就地如拾物状，仍入儿口中即止。王清任驳之曰：初结胎无口时，又以何物吮血养生？然余观程氏光治腹中儿啼，倾豆于地，令妇低头拾之即止。又万密斋治法，令妇作男子拜即止，则知口含之说，近似有理，且惟有口始可含，何得以无口时相比较？况所谓含者，乃在氤氲一气之中，非必真吮血以养生也，王说似拘。

秀水计寿桥学博楠，博雅工诗，深谙医理，尤精妇科，自言诊胎产症二十余年，凡大险大危者，十中挽回七八，皆以用补得宜，不随流俗以治标逐瘀为先务也。所著《客尘医话》三卷，妇科居其大半，论堕胎难产最中肯綮，录之。治堕胎往往用补涩，治难产往往用攻下，皆非正法，盖半产由于虚滑者半，由于内热者半，得胎之后，冲任之血为胎所吸，无余血下行，血不足，胎必枯槁而坠，其本由于内热火盛，阳旺而阴亏，血益少矣，治宜养血为先，清热次之，若泥于腻补，反生壅滞之害。至于产育，乃天地生生化育之理，本无危险，皆人之自作也，用力太早，则胎先坠下，舒转不及，胞浆先破，胎已枯涩，遂有横生倒产之虞，其治亦不外乎养血为主，血生则胎自出，若误用攻下之药，则胎虽已产，冲任大伤，气冒血崩，危在呼吸矣。慎之！慎之！

齐氏羽中《三晋见闻录》云：山西产妇既产，便饿不食物，惟以小米粥极薄，日食数回，以一月为率。若旬日之内，或食米面，或食鸡豚，则不可治。安邑则旬日之内并不可睡。

按：产后因食伤致病而殒命者甚多，饮粥之法最妙，但不可使之饿，要在一饿即饮，饮不可多而已。至于旬日不睡，未免为期太多，神气疲惫。吾乡每令倚睡高枕，傍以人守之，寐稍久即呼之觉，阅四五日始任其睡，此法较善。

乳

《劝行医说》又有论乳吹一条，语亦详尽，并录于此。凡妇人乳吹初起，切勿先延医治，每见医家治乳，用黄色敷药调菊花叶涂之，内服皂角甲末等味，速其成脓，待至红未熟，即用铍针开入寸许，复以手硬出毒，其痛每至昏晕，而血多脓少，既难内消，复使其痛苦多时，不能收口，日久成漏，腐烂缠绵，致病者求生不能，求死不得，而待哺之儿，亦将失乳毙命，罪恶之重，擢发难数。在医者本意只求多次相延，博取财物，或冀症久求愈，重索药资而已，亦知地狱中早虚左以待乎？故乳吹、乳痈等症，初起只须内服逍遥散，及六神丸、莲房灰末，福橘酒送，外煎紫苏、橘核、丝瓜络、川楝子、当归、红花、川乌、香附、官桂等水，用手巾两方，绞热替换暖乳，轻者乳散乳通，如再不通，须病人忍痛，命一大婴孩重吮下积乳，随即吐去，吮三五次无不爽利，无庸延医诊视。至于乳疽、乳岩、乳癖，症情不一，治法各殊，是在名家息心体认，以煎剂为主，尤非疡科所能奏功矣。

卷　　五

幼　　科

　　小儿解颅者，因肾气幼弱，脑髓不实，不能收敛，而颅为之大也，宜急服地黄丸补之。万密斋《幼科发挥》云：一儿头缝四破，皮光而急，两眼甚小，万曰：脑者，髓之海也。肾主骨髓，中有伏火，故髓热而头破，额颅大而眼楞小也，宜服地黄丸。其父母不信，至十四岁而死。余族一姪孙，幼时解颅头大，而面甚小，至十六岁竟死。余按：龟板治小儿囟不合，加入地黄中煎服，似尤应验。

　　治小儿惊风，砂雪丸，用朱砂、轻粉各一钱，僵蚕十个，蝎三个，以青蒿节中虫捣和为丸，研细，人乳调服，相传其方甚神。余按"轻粉辛燥有毒，治之不得其法，则毒气窜入经络，变成它疾，为害非浅。不若用青蒿虫末和灯草灰调入人乳服之，或饲小儿睡时以铜管吹青蒿虫末和灯草灰入其口中，法尤简妙，屡屡获效，不可忽视。

喻嘉言《温证朗照》云：凡小儿发热呕吐者，倘未布痘，即须审谛，不可误用温胃之药。里中一宋侯，高年一子，恣啖不禁，每服香砂平胃散极效，一夕痘发作呕，误服前药，满头红筋错出，斑点密攒筋露，所谓瓜藤斑也。上饶相公一侄，髫龄选贡，赴宴返寓，痘发作呕，乃父投以藿香正气丸，一夕，舌上生三黑疔，如尖栗形，舌下生四黄疔，如牛妳形，盖痘邪正出，阻截其路，凶变若此，当以为戒。余按：小儿患病，挟热者多，温燥之药，皆宜慎用，不特痘症宜防也。忆在杭州时，有府胥张某子十岁，夏月触暑，发热恶寒不食，医投以藿香正气丸，遂至热盛神昏，唇舌焦干，口鼻出血而殒。聂久可《活幼心法》云：小儿多吐之后，胃气大虚，气不归元，阳浮于外，反有面赤头热，身热作渴，而似热症者，俗医误认为热，投以凉药，杀人如反掌，故治吐泻而药不中病者，与其失之寒凉，宁失之温补。失之温补，犹可救疗，失之寒凉，其祸甚速，不及救也。余按：此说与前条喻氏所论绝相反，参观焉而各有至理，惟在审症之的而已。盖凡症之初起，发热作渴而吐者，挟热居多，吐后复发热作渴者，往往有属虚寒者矣。司命者其慎之！

吾邑孔雅六学博宪采，长女初生，啼哭一声，后竟默不作声，查方书捉猫一只，以袯包之，持向女耳边隔袄咬猫耳，猫大嗥一声，女即应声而啼，后遂无它，今已出嫁生子矣。此即古之所谓禁方，其理莫能测也。《医学入门》云：初生月内多啼者，凡胎热、胎毒、胎惊，皆从此而散，且无奇症、沈芊绿甚韪其说，因谓儿啼只宜轻手扶抱，任其自哭自止，切不可勉强按住，或令吮乳止之，若无它病，不必服药。余谓是固然矣，然有因它故而啼者，杭州乐怀谷女方襁褓，忽啼不止，拍之则愈啼，解衣视背，见绣针微露其绪，而针已全没，医治之杂以药敷，肉溃而针终不出，延至百余日，卖酒家传一方，以银杏仁去衣心杵烂，菜油浸良久，取油滴疮孔中，移时针透疮口，而针则已弯盖强拍入之也。又曾世荣于船中治王千户子，头疼额赤，诸治不效，动即大哭，细审知为船蓬小篾刺入囟上皮肉，镊去即愈。然则小儿啼哭，苟有异于寻常，即当细心审察，固不必一概投药，亦不得任其自啼自止也。

痘

《翼驹稗编》云：海州刘永有一子，年五岁，出痘遍体，疙瘩大如瓯，凡三四十医皆不识，有老妪年七十余，见之曰：此包痘也。吾所见并此而二，决无它虞。六七日疙瘩悉破，内如榴子，层层灌浆皆满，真从来未睹者。痘书充栋，亦无人道及，可见医理渊深，即痘疹一门，已难测识矣。余按：此可以补诸痘书之阙录云。

阜平赵功甫长于治痘，痘始萌，一望已知其结局，自云一生疗痘，无药不用，而从未有用附子者。今按曾世荣治侯自牧子痘盛，夏用附子，费养恒治冯宪副孙痘，亦用附子，皆采入《续名医类案》。然则治痘，非无用附子之症，特不恒有耳。

崔默庵论痘症曰：今人治痘，率用升麻葛根汤，使毒气尽升头面，后多难治，戒升麻勿用，多用葛根及横解之剂，少加桂枝，令其毒尽散于四肢，即险逆之症亦可为矣。见刘继庄《广阳杂记》。

疳

治小儿疳病集圣丸，人参、蟾蜍、川连各三钱，归身、川芎、陈皮、五灵脂、蓬莪茂、夜明砂、使君子、肉芦荟、砂仁、木香各二钱，公猪胆一个，和药末为丸，如龙眼大，每服一丸。不寒不热，亦补亦消，最为稳善。《名医类案》所载单方三，亦佳。一用山楂一两，白酒曲一两，取多年瓦夜壶中人中白最多者，装入二物，炭火煅存性，研细末，每服六分，滚水送下。其一用鸡蛋七枚，轻去壳，勿损衣膜，以胡黄连一两，川黄连一两，童便浸，春秋五日，夏三日，冬七日，浸透煮熟服之。其一用大蛤蟆十数个，打死置小口缸内，取粪蛆不拘多少，粪清浸养，盛夏三日，春末秋后四五日，以食尽蛤蟆为度，用粗麻布袋扎住缸口，倒置活水中，令吐出污秽净，置蛆于烧红新瓦上焙干食之，每服一二钱。或用炒熟大麦面和少蜜作饼或丸令儿食。此皆以人身气化之物，入消导药治之，可称灵妙。

小儿无辜疳，脑后项边有核如弹丸，按之转动，软而不疼，壮热羸瘦，头露骨高，有谓妖鸟一名夜行游女。夜飞，其翼有毒，拂落于人家晒晾未收之襁褓衣上，儿着之则病。有斥其说为妄，谓无辜，鸟名，啼时两颔扇动如瘰疬之项，小儿肝热目暗，颈核累累，其状相类，因以为名，宜用逍遥散加减治之。有谓因乏乳所致，又有谓饥饱劳役，风惊暑积，八邪所致，宜用布袋丸治之。余谓妖鸟之说，无论其是否，但见项边有核，即当挑刺以药治之，若至大而溃脓，法不能疗，至其用药，则仍不外治疳病之法耳。

外　科

治脓窠疥疮，用大枫子五十粒，蓖麻子五十粒，蛇床子三钱，以上三味研细另包。麻黄钱半，斑蝥去翅足三个，雄猪油一两，先将麻黄、斑蝥二味，同入猪油内煎枯，去渣尽净，再将前三味放下，缓缓熬煎，待渣黑，然后取起，用绢袋包裹，向患处频频擦之。此方吴子嘉所传，云曾经试过，甚效。

子嘉又传治发背痈疽一切无名大毒，以及疮疖等症神方，名迅风扫箨散，云得自常熟，屡试不爽。用穿山甲七片，蜈蚣去头足七条，蝉退五钱洗，僵蚕炒去丝二钱，乳香去油二钱半，没药去油二钱半，全蝎头足要全酒浸，去腹内肠七个，斑蝥去翅足，糯米炒七个，明雄黄五钱，麝香一钱，冰片八分，五倍子一两五钱，共为细末，曝干，勿令见火，掺于毒上，再以寻常膏药盖之，其效如神，若遇大毒，须加升丹少许，和药末同掺，其升丹必要自制，市中者不验。

升丹方：水银一两，白矾一两二钱，牙硝一两二钱皮硝不可用。先将矾、硝二味研细，再入水银，用小广锅一只盛药，再以粗碗一只覆于锅上，用细白皮纸搓作纸索，蘸水微湿，筑于碗口，另用细矾末掺纸上，再用生石膏粉满盖碗底，以铁秤锤压碗上毕，以大钉四枚钉入泥地，用硬炭烧三炷官香，四围须用砖护住，火方有力，第一炷火文，第二炷火武，一二炷香间须防走漏，第三炷火大武，当以扇拂之，冷定开视，而丹成矣。丹在碗上，药渣弃去不可用。

方书所言内痈，大概详于肺胃大小肠，其它脏腑均略焉。吾乡有患肝痈者，医以为肺痈，服药后日就危笃，延张梦庐学博视之，识为肝痈误治，卒不能救药而殒。按：《内经》云：期门隐隐痛者肝疽，其上肉微起者肝痈。又云：肝痈，两胠满，卧则惊，不得小便。是其症亦尚易辨，特俗医不学，遂致杀人耳。陈远公云：肝痈在左而不在右，左胁之皮必见红紫色，而舌必见青色，治必平肝为主，佐以泻火去毒，宜化肝消毒汤，白芍、当归各三两，金银花五两，黑山栀五钱，生甘草三钱，水煎服，盖其治法与肺痈迥殊也。

　　王洪绪《外科全生集》论《冯氏锦囊》治阴疽，以温补兼托，以为初起平塌，安可用托？托则成功，宜以溃为贵，即流注瘰疬恶核，倘有溃者，仍不敢托，托则溃者虽敛，增者又何如耶？因立阳和汤以施治，熟地一两，鹿角胶三钱，白芥子二钱，肉桂一钱，甘草一钱，麻黄五分，姜炭五分，遇平塌不痛大疽，倍加熟地。严兼三谓生平遵此法以治阴症，屡获奇验，尝于六月中治一男子，遍身热毒，而腹上独生一疽，平塌不痛，诊其脉沉微无力，乃用阳和汤，加附子、黄芪服之，疽消而愈。盖热毒发于表，而阴疽根于内，故必治其本焉。因思古方治一切痈疽，用仙方活命饮，未成者即消，已成者即溃，云是疮痈之圣药，然以治阴疽，则有银花、赤芍、花粉、贝母等凉药，不若阳和汤专用温补，能消患于未萌也。

海宁许辛木部曹椷精医理，尤长于外科，所制膏丹，必购求良药，亲自研炼，拯治危症甚多。尝言瘰疬一症，服药最难见效，外治亦鲜良方。《王氏全生集》消核膏，曾试用之，蕴热重者，转至红肿，盖药品多毒烈也。因以控涎丹为主，加入麻黄煎成膏药，普施甚效。故友汤绪云又加入数味，嗣后求者踵至，不独瘰疬，凡痰核乳岩贴之，初起即消，久者纵不能消，亦不再大，妙在并无斑蝥、蜈蚣、全蝎等毒药，虽好肉贴之无损。石门某医之女，颈生瘰疬十余年，自为医治不效，且有溃者，闻部曹有自制消核膏，挽人求索，令未溃者贴此膏，已溃者贴阳和解凝膏，见《全生集》，以九一丹，每次索膏必数十张，如是数月，未溃者消，已溃者敛，遂不复发，今嫁人有子女矣。此方治愈者众，其药用制甘遂二两，红芽大戟三两，白芥子八钱，麻黄四钱，生南星一两六钱，直天虫一两六钱，朴硝一两六钱，藤黄一两六钱，姜半夏一两六钱。九一丹：用降药九分，生石膏一分。

外科之症，有与内科相似者，最宜详审。凡诸痈毒初起，恶寒发热，不可误认伤寒，又骨槽风不可误认牙痛，鹤膝风不可误认痛痹，痔血不可误认肠红，肺痛不可误认外感咳嗽，肠痈不可误认诸腹痛，此类尚多，不可悉数。

《质直谈耳》载旧青浦镇疡医陈天士，名驰四方，就医者日不下数十人，其药最秘者手治之，岁久毒气熏炙，晚年中拇间生恶疽，知不可疗，闻南去百五十里地名潭中，有一叟精于针砭，恒自晦不欲以术自鸣，即易姓名，疾赴其所乞治之，叟曰：此药毒也。君殆知医，向之中恶深矣，不发则已，发必难治，非吾力所及也。盍往质问陈天士乎？天士大恐，速归，疽遂溃，神昏而殁。余谓陈虽能医，技犹未精也。《秋镫丛话》云：北贾贸易江南，喜食猪首，兼数人之量，有精于岐黄者见之，向其仆曰：每餐如是，已十有余年矣。医者云：病将作，凡药不能治也。俟其归，尾之北上，将以为奇货。久之无恙，复细询其仆曰：主人食后必满饮松萝茶数瓯。医爽然曰：此毒惟松萝可解。怅然而返。使陈能如此贾之豫为防，何致成不治之症乎？

《外科正宗》一书，近世盛行，医者信而遵之，往往用铍针及三品一条枪等法，误人不少。是书徐灵胎有评本，余曾从陈载庵借录一过，后许辛木又加注释，嘱余为之校正，将以救世医之弊，已付刊矣。适逢寇乱中辍，余所录之本，亦毁于兵燹。辛酉秋日，避难于东林山后，从汤欣庵借录副本，因摘录于此，俾习外科者观之，庶不为是书所误。《正宗》云：初起未成者，用铍针当顶点入知痛处，出其恶血，通其疮窍，随插蟾酥条直至疮底。见"脑疽论"后。评云：此必死之法，误尽苍生。其不死者，亦必卧床几月，服大补之药而后得安。《正宗》云：铍针当顶插入知痛处方止，随用蟾蜍条插至孔底。见"神妙拨根方"下。又云：三日后加添插药，其根高肿作疼。评云：凡疮未成者，一见血则毒走肌伤，轻者变重，重则必死。况又插入药条，以致痛极腐烂，断无消理，此等恶法，害人不浅。然此原云阴症当用此法，乃近人不知，不论阴症阳症，轻病重病，皆用此法，杀人无算，间有愈者，皆痛苦哀号，死里逃生，乃皆奉为金科玉律，举世皆然，无人救正，岂不伤心？又评云：用此法者，我目中已见杀数十人矣，即真阴症亦不宜用，况阴症千不得一，非平塌者即为阴症也。评三品一条枪后云：此治恶毒顽疮，间有可用，近日庸医不论何疮，俱用此法，杀人无算，深为可恨。制方之人，原只用以治不知痛痒即死肌顽肉，谁知后世恶人，竟为必用之品，不可不归咎于作俑人也。余因思周岷帆学士患瘤，为费某用三品一条枪致死，见"医鉴门"，由于未见徐评故耳。医者专主一家之言，不知虚怀好学，博采精研，而欲免于误人也，岂可得哉？

疔

　　《本草纲目》苍耳草虫治疗方，余以治多人无不获效。其法于夏秋之交，取苍耳草茎憔悴有穴孔处拍开取虫，虫如蚕而小，长不过四五分，其行甚速，以纸包裹，置火炉上烘极干，藏瓶中，勿出气，用时研细末，掺在疔疮膏药药店有之。中心，贴向疔疮头上，先用银针向疔疮头上微挑开。当有水流出，阅六时许，疔根自拔。按：《三因极一病证方论》有治一切疔肿神方，苍耳草根茎苗子但取一色便可用。烧为灰，醋泔淀和如泥涂上，干即换之，不过十度，即能拔出根，此法本《千金方》。又按：刘云密《本草述》云：一切疔肿危困者，用苍耳根叶捣和小儿尿绞汁冷服一升，日三服，拔根甚验。此二方余未经亲试，如用之获效，无事取虫伤物命矣。特识之。

　　痈疽宜灸，而疔独忌灸。痈疽药每用酒煎，而疔独忌酒。皆以其助火也。又治疔膏药忌用桐油纸，惟当用布，刺疔针忌用铜针，惟宜用根。

针　　灸

　　夏日宜灸，汪石山驳正之甚是，一近事尤堪为戒。

钱塘陈氏子患哮，得一方云：夏日于日中灸背，当可见愈。如法行之，至深秋得伏暑症甚重，医治不效而卒。古者针灸之法与药并重，后世群尚方剂，投药无功，始从事于针灸，又往往不能获效，或转增重，则以精此技者甚少，且未审病之宜针灸与否也。叶天士谓针灸有泻无补，但治风寒中穴之实症，见《来苏集》批本。此言信然。尝见有痫症挟虚，因针而转剧；痿症挟热，因灸而益重。是不可以不慎也。

孟子求三年之艾，赵氏注云：艾可以为灸人病，干久益善，故以为喻。按：《说文·火部》云：灸，灼也。从火久声，俗读"炙"，误也。

药　　品

新绛，《金匮》旋覆汤用之，治肝著，亦治妇人半产漏下。《本草纲目》独遗之，黄坤载《长沙药解》言之较详，云：新绛味平，入足厥阴肝经，行经脉而通瘀涩，敛血海而止崩漏。又云：新绛利水渗湿，湿去则木达而血升，故能止崩漏。其诸主治止崩漏吐衄泄痢诸血，除男子消渴，通产后淋沥。止血，烧灰存性研用。消渴淋沥，煮汤温服。其云诸症消渴，皆缘土湿而不及于火，盖其生平深恶滋阴，故立言不免于偏也。

左牡蛎、取壳以项向北、腹向南，视之口斜向东者为左顾，左顾者雄，右顾者雌。左盘龙、鸽粪。左缠藤，金银花。皆以左为贵。秦艽根有罗纹，亦以左旋者入药，右旋者令人发脚气病。卢子繇云：盖天道左旋，而人生气从之也。

桃仁最易发胀，震泽某氏子甫十余岁，食之过多胀死，棺殓即殡之郊，逾年启棺焚葬，其尸覆卧棺中，手足皆作撑抵势，盖桃仁之性既过而苏，棺甚脆薄，得不闷死，转侧其身以求出，力微卒不能破棺而死耳。

猪肤，王海藏以为鲜猪皮，吴绶认为焊猪时刮下黑肤，汪石山谓考《礼运疏》：革，肤内厚皮也；肤，革外薄皮也。则吴说为是。肤者，肤浅之义。谨按御纂《医宗金鉴》方解云：猪肤者，乃革外之肤皮也，其体轻，其味咸，轻则能散，咸则入肾，故治少阴咽痛，是以解热中寓散之意也。诠释详明，可以括诸家之说矣。

麦冬通胃络不去心，入养肺阴药则宜去心，陈载庵说其生平治验如此。

凡木之花皆五出，惟桂花四出，栀子花六出。桂乃月中之木，栀子即西域之檐蔔也。桃杏花六出者，子必双仁，食之杀人。

《伤寒论》之蜀漆，乃常山之茎也。《金匮要略》之泽漆，乃与大戟同类而各种也。今皆不以入药。惟草泽医人用以猫儿眼睛草治水虫者，即泽漆也。

李东璧谓香薷乃夏月解表之药，犹冬月之用麻黄，气虚者尤不可多服。今人谓能解暑，概用代茶，误矣。程氏钟龄谓香薷乃消暑要药，而方书称为散剂，俗称为夏日禁剂，夏既禁用，则当用于何时？此不经之说，致令良药受屈。此二说程杏轩《医述》并载之。余谓李说为是，程说不可从。香薷虽非夏日禁剂，然维阳气为阴邪所遏，用以发越阳气则宜，其余中暑之病，均不可用。今人夏月又有以藿香代茶者，亦误。夏月可常服以涤暑者，惟陈青蒿耳。余每于秋仲采青蒿洗晒收藏，次年夏入甑煎露，用以代茶，殊胜。

连翘功专泻心与小肠之热，《本经》及诸家本草，并未言其除湿，惟朱丹溪谓除脾胃湿热，沈则施谓从苍术、黄柏则治湿热，而吴氏《本草从新》又谓除三焦大肠湿热，近世医家宗之，遂以为利湿要药。不知连翘之用有三：泻心经客热一也；去上焦诸热二也；为疮家圣药三也。此足以尽其功能矣。

枸杞子，诸家本草有谓其甘平者，有谓其苦寒者，有谓其微寒者，有谓其甘微温者，均未尝抉发其理。惟张石顽《本经逢原》谓味甘色赤，性温无疑，缘《本经》根子合论无分，以致后人或言子性微寒，根性大寒，盖有惑于一本无寒热两殊之理。夫天之生物不齐，往往丰于此而涩于彼，如山茱萸之肉涩精，核滑精，当归之头止血，尾破血，橘实之皮涤痰，膜聚痰，不一而足。即炎帝之尝药，亦不过详气味形色，安有味甘色赤形质滋腴之物性寒之理？其辨别独精胜于诸家。余壮岁服药，每用枸杞子必齿痛，中年后服之甚安。又尝验之肝病有火者，服枸杞子往往增剧，谓非性温之征耶？

张叔承《本草选》谓方书所用大枣，不分黑白，细详之，乃是红枣之大者，若黑枣则加蜜蒸过者。又谓今人蒸枣多用糖蜜拌过，久食最损脾胃，助湿热也。窃意红枣力薄，和胃则宜，黑枣味厚，补中当用，似不得混同施治。至助湿热之说，理不可易，是以多食则齿生虫而致损也。

《龙木论》治内障眼有五退散，用龙退_{蛇皮}、蝉退、凤凰退_{乌鸡卵壳}、佛退_{蚕纸}、人退_{男子退发}等分，一处同烧作灰，研为细末，每服一钱，用熟羊肝吃，不拘时候，日进三服，佛退、人退之名甚新，可补入药品异名中也。

竹箈从竹，而俗或从草作茹，青葙子从草，而俗或从竹作箱，皆误。

松之余气为茯苓，枫之余气为猪苓，竹之余气为雷丸，亦名竹苓。猪苓在《本经》中品，雷丸在下品，茯苓在上品，方药用之独多，以其得松之精英，久服可安魂养神，不饥延年也。又有橘苓，生于橘树如蕈，可治乳痈，见赵恕轩《本草纲目拾遗》。

葛仙米乃山穴中石上为水所渍而成，楚蜀越深山中皆有之。龙青霏《食物考》谓清神解热疗痰火，久服延年。《本草纲目拾遗》则谓性寒，不宜多食。按：此物不入药用，只宜作羹，味殊鲜美。凡煮食者，先入醋少许，方以滚水发之，则大而和软。

木之用桑为多，曰叶，曰枝，曰花，曰椹，曰根皮，曰汁，曰耳，曰瘿，曰油，曰虫，曰寄生，曰螵蛸，凡十有二。果之用莲为多，曰密，曰节，曰茎，曰叶，曰蒂，曰鬏，曰花，曰房，曰实，曰薏，曰汁，曰粉，亦十有二。二物皆有丝，一禀金气，一得水精，《理虚元鉴》谓物性有全身上下纯粹无疵者，惟桑与莲，良有以也。

《金匮要略》王不留行散自注云：如风寒，桑东南根勿取之。后世注释家谓风寒表邪在经络，桑根下降，止利肺气，不能逐外邪，故勿取之。吴鞠通推阐其义：桑根之性下达而坚结，由肺下走肝肾者也，内伤不妨用之，外感则引邪入肝肾之阴，而咳嗽久不愈矣。地骨皮为枸杞之根，入下最深，力能至骨，有风寒外感者，亦忌用之。其说详见《温病条辨》，可补诸家本草之阙，近世医士能细辨药性者少矣。丙辰秋，余戚吴氏妇，偶感风寒咳嗽气急，某医诊之，用桑白皮为君，咳嗽转剧，急令勿服，改用杏苏散加减乃愈。

万历间陆祖愚见《三世医验》。治沈姓妻疫病垂危，其邻邵南桥助银两许，以备殡殓之资，陆谓以其半易人参，此妇尚可生，乃以白虎合生脉二剂，用人参五钱，服后病势减半，于前方加白芍，只用人参一钱，服四剂而愈。此可想见其时参价之贱，今之贫人遇病，如需一两参，非银十余两不可，虽有良医，将如之何？

杏仁润肺利气，宜汤浸去皮尖，麸炒黄，若治风寒病，则宜连皮尖生用，取其发散也。今人概去皮尖，殆未达此意耳。

服参不投者，服生莱菔。姚浣云《本草分经》谓服山楂可解。《本草纲目拾遗》粟子壳煎汤服，解参之力尤胜。余谓疾之轻者犹可解，重则无药可解，要在审所当用，勿妄投而已。

玉簪、凤仙，《本草纲目》入毒草部，玉簪之毒在根，凤仙之毒在子，皆能透骨损齿。又如珍珠兰、茉莉等，其根亦皆有毒杀人。

烟草明季始有之，其种出于淡巴国，流入吕宋国，转入闽，闽石马镇产者最良。诸家本草皆载入毒草门，《汇言》谓偶有食之，其气闭闷，昏溃如死，其非善物可知。《备要》谓火气熏灼，耗血损年，取其所长，惟辟瘴除秽而已。今人嗜此者众，烟肆之多，几于酒肆埒，虽不若鸦片烟之为害甚烈，然能耗肺气，伤阴血。凡患咳嗽、哮喘、虚损、吐血、气虚、火炎等症，尤宜远之。

轻粉辛燥有毒，以治杨梅疮，奏效虽捷，而毒气窜入筋骨，变生它疾，为害无穷。大风子之治疠风亦然，制方药者其慎之。

本草谓栀子生用泻火，炒黑止血。《临证指南》治外感证，多用黑山栀。黄退庵云：近多炒用，用生者绝少。余按：仲景栀子汤，有病人旧微溏不可与服之禁，盖以其苦寒也，若炒黑则寒性减，无论旧溏与否，皆可服矣，此所以用生者少欤。

药物来自海外者甚多，中国之药，亦有遐方所宝重者，如西戎之需茶，唐古忒之需大黄，日本之需僵蚕是也。又往时专城入贡者，特市土茯苓，一时价昂百倍，见《钱塘县志》。

薄荷气清轻，而升散最甚，老人病人，均不可多服。台州罗镜涵体质素健，年逾七旬，偶患感冒无汗，以薄荷数钱，煎汤服之，汗出不止而死。舅氏周思堂先生桢，患恇忡甫痊，偶啖薄荷糕，即气喘自汗不得寐，药中重用参芪乃安。

药中所用橡实，其木之名称，《诗经》曰栎、曰栩、曰柞、曰棫，不结实者名棫，《尔雅》又曰柔橡实，一名皂斗，俗称野栗子，涩肠止痢，功胜罂粟。杭州学廨傍有一大株，夏日阴浓，籍以避暑，深秋结实繁茂，凉风吹堕，扑檐抛屋，终夜有声，颇耐清听。

卢子繇《本草乘雅半偈》备称茶之功用，采录古今名家论说以为谱，因谓常食令人瘦，去人脂，倍人力，悦人志，益人意思，开人聋瞽，畅人四肢，舒人百节，消人烦闷，使人能诵无忘，不寐而惺寂。章杏云《调疾饮食辨》则谓茶耗人精血，有消无息，欲使举世不饮，实难劝喻，惟饮宜清，忌多忌浓，或以它草木之可煎饮者代之尤妙。若夫渴症及诸热症发渴者多饮之，病更难愈。又谓古不专以茶作饮，故《尔雅注疏》但云可作羹饮，并代茶两字无之。由是观之，《茶经》、《茶录》，明理人不屑挂诸齿颊矣。二说迥殊，当以章说为正，如不能以他草木代之，则宜少宜清之言，切宜遵守。章又谓俗尚陈茶，仅隔年或二年止矣，乃竟有陈至五七年一二十年者，能令人失音或暴死，盖凡物过陈者，皆有毒也。此说亦世所罕知者。

杨希洛《本草经解要考证》谓葳蕤、漆叶治阴虚，兼令人有子，即华佗漆叶青黏散，青黏世无能识，或云黄精之正叶，或云即葳蕤也，然吾乡有两老儒，先后服此方皆致殒。或云漆叶乃五加皮叶，《本经》名豺漆也，里有兵子臂痛不能挽弓，或教用葳蕤一斤，五加皮浸酒饮尽，自健旺胜常，岂古方正尔，《纲目》殆误附漆树耶？漆本有毒，《本经》久服轻身，及《抱朴子》通神长生，皆难信。有割漆人误覆漆，遍体疮，至莫救，向在中山亲见，况服食乎？陶宏景云：生漆毒烈是也。古无用叶者，故气味缺，《纲目》殆因古方臆立主治耳。余按：以五加皮叶为漆叶，前此所未闻，然二物气类迥别，是以应验亦殊，明理之士，自当舍漆叶而取五加皮。究之古方药品，最宜详审，不可过信前人之说，为所误也。《本草纲目拾遗》有鸡神水，云可明目去障，制法择大萝卜一个，开大孔，须近茎一头开，勿在根边方可活，孔内入鸡蛋一枚，种地上，使其叶长成，取鸡蛋内水点眼，其目如童。《重庆堂随笔》又载制赛空青法，冬至日取大萝卜一枚，开盖挖空，入新生紫壳鸡卵一个在内，盖仍嵌好，埋净土中，均四五尺深，到夏至日取出，用女人衣具包裹，藏瓷器中，否则恐遇雷电被龙摄去也。卵内黄白，俱成清水，用点诸目疾，虽瞽者可以复明。二法并可试用，录之。

　　救逆汤之用蜀漆，柯韵伯疑之，邹润庵谓脉浮热反灸之，此为实，实以虚治，因火而动，必咽燥吐血，可见脉浮被火，应至吐血，今更吐之，是速其血耳。矧《千金》、《外台》两书，非疫非疟，不用是物，则是方之有舛误无疑。吴中方大章变则谓蜀漆乃蜀黍之误，古漆字无水旁，与黍相似故也。黍为心谷，用以救惊狂起卧不安者，取其温中而涩肠胃，协龙牡成宁神镇脱之功也。说见《瘦吟医赘》。

草药形状相类者甚多，如岩芋似何首乌，钩吻似黄精，透山根似蘼芜，天灸似石龙芮，鸡冠子似青葙子，赤柳草根似茜草根等，不胜枚举，良毒各殊，服食家均宜慎辨。

何首乌具人形者不可多得，得而服之，可以益寿，然亦有不尽然者，汤芷卿用中《翼驹稗编》云"吴江秀才某，见邻翁锄地，得二首乌如人形，以钱二千买之，用赤豆如法制食，未数日，腹泻死，此岂气体有未合欤？抑首乌或挟毒物之气能害人也，服食之当慎也。观于此而益信。

费星甫《西吴蚕略》所述头二蚕，较《本草》诸注家为详备，录于此。头二蚕即蚖珍也。《周礼》夏官司马职禁原蚕，注云：原，再也，字书作蠶。《本草》有晚蚕沙、晚僵蚕等目，皆未详辨，遂误以初蚕再出为晚蚕、原蚕矣，不知其种迥别。凡二蚕茧蛾生种，谓

— 170 —

之头二蚕种，次年清明后即养之，名头二蚕，时头蚕尚未出也，其眠其老甚速，缠两旬即收茧，时头蚕甫大眠也，出蛾生子，是谓二蚕种，凡养头二蚕皆甚少，无缲丝者，其茧壳、茧黄、蚕砂皆入药，其僵者尤不可得，治痘有回生之功。盖时方春杪蚕亦得清淑之气，故堪治疾，殆珍之名所由起欤。《本草》所载专指此，即《周礼》原字之义，未必不指此。又云：二蚕始称晚蚕，出于头蚕登簇之际，饲以二叶，自眠至老，皆值黄梅时候，郁蒸日甚，蝇蚋蛄喌，臭秽生蛆，性偏热有毒，其茧其丝价亦较廉，凡所弃余，仅以肥田，从未入药。余按：今药肆所售蚕砂、僵蚕，大抵皆出于头蚕耳。药类鲜真，此其一也。

麛乳性热补阳，虚寒体弱者服之，获效甚捷。余戚王祉亭居长兴和平山中，言其地产麛，取乳恒在夏月，土人伺有麛处，逐去母麛，捕乳麛杀之，以肠胃曝干，取乳凝结成块，每两可售钱一千，作伪者每以牛羊等乳代之，求之肆中，鲜有真者矣。

表兄周星舫明经士煌，在洞庭东山授徒，言山中郑祉仪家兰花绝盛，传有治难产方最灵，采素心兰花阴干收藏，临用以一二泡汤饮之。又言山中有黄天竺子，泡汤饮之，治肝气极效。余按：天竺子只见红色者，黄色则未之见，星舫言山中人亦甚贵重，此种不多得也。

辣茄性大热，章杏云《调疾饮食辨》以为近数十年群嗜之，食者十之七八，父母嗜食辛热，其精血必热，故遗害于儿女。饮食以冲淡和平为正，酞厚之味，久必伤生，毒劣之物，嗜之损寿，乃食此而不尽夭者，以体无内热也。若有内热，死安能不速耶？其言可谓切至，以此推之，非独辣茄不当嗜也，凡胡椒、生姜、韭、蒜等辛温之品，皆足以劫阴而伤生，慎毋多食。

许辛木云：阿魏最难得真，诸书皆言极臭，恐防作吐，盖肆中皆以胡蒜白伪造也。余有友人贻以塔尔巴哈台阿魏精，其色黑中带黄，并不甚臭，舐之气味极清，不作恶心，乃知真品。因自不同，江浙去西番万里，而肆中所售阿魏甚贱，其伪可知，且极臭伤胃，有损无益，勿用可也。余谓药之无真，如桑寄生、川郁金、化州陈皮之类，求之肆中，悉皆他物，以之治病，必不见效，均当勿用。

冬雪水腊雪更佳救时疫不热症，获效最速。余在杭州，每遇冬雪，即取藏坛中，咸丰戊午四月，邻夫王姓发热身肿，呕吐不食，心口大热，似有一大块塞住胸间，病逾十余日，已危笃，其妻来求药，乃以雪水与之，饮一大碗，即安睡半时许，遍身大汗，身凉思食而痊。时其邻祝氏妇，聚孕数月，亦患热症甚剧，王氏妇以所余雪水令饮，亦即热退获痊。

方书言白果食满百枚者死，以其壅气也。由此推之，凡菱、芋、南瓜等滞气之物，俱不可多食，病人尤忌。

楝根皮出土者杀人，《续名医类案·中毒门》谓楝树根出土者杀人。朱氏子腹痛，取楝子东南根煎汤服之，少顷而绝。余按：《本草》谓楝树雄者根赤有毒杀人，雌者色白入药用，是楝根之有毒，不得仅以出土者概之矣。

缪仲淳《广笔记》：方药有用紫河车、胎元、孩儿骨、化尸场烧过人骨等，其为《本草注疏》复备言天灵盖、人胞、初生脐带之功效，未免有伤阴德，不若《本草纲目》之于人骨、人胞、天灵盖，深以残忍为戒，然胪列气味主治及方，似当概从删削，详述用之者，有损而无益，庶几为仁人之言乎？

今之所云沙苑蒺藜，即古之白蒺藜，今之所云白蒺藜，乃古之茨蒺藜也。今之所云木通，即古之通草，今之所云通草，乃古之通脱木也。今之所云广木香，即古之青木香，今之所云青木香，乃古之马兜铃也。岐黄家用药，岂得泥古而不从今耶？

周乙蒉耆患遍体发细瘰甚痒，以枸骨叶煎汤代茶服之获痊。按：枸骨，一名猫儿刺，俗名十大功劳，味苦甘平，叶生五刺，九月结子，色正赤。《本草汇言》称其去风湿，活血气，利筋骨，健腰脚。《本经逢原》称其活血散瘀，又能填补髓脏，固敛精血，今方士每用数斤去刺，入红枣二三斤，熬膏蜜收，治劳伤失血痿软，往往获效，似其能调养气血，而无伤中之害也。盖其功用至宏，而医者概不以入汤剂，屈此良药矣。

《广阳杂记》云：余昔在杭遇一满州老人，双目皆矇，药不能立时奏效。有货空青者，其人酬以重价，将用之矣，始问之余。余曰：此物生铜坑中，必铜精也，铜性能伐肝，有余之症，目无不愈，今公年老而脉症俱虚，当用温补之品，若用此，当无益有损。其人且信且疑，乃破青取水，先点右目，一夜大痛，目精爆烬，始悔不用余言，而犹赖余获全其左目也，后用养脾滋阴之剂，将及一载，左目复明。观此益知审症用药，辨品宜精，未可轻用也。

梧桐入药者少，然有二方可传。泄泻不止，服诸药罔效者，用梧桐叶煎汤浴足，大有神效。《海上仙方》。疝气常食梧桐子效。《齐有堂医案》。

神黄豆，诸家本草不载，惟见于叶大椿《痘学真传》云：神黄豆种出云南，能稀痘，生熟各一粒，甘草汤咀服。然不若梁晋竹孝廉绍壬两般《秋雨庵随笔》所述为详，云：神黄豆产滇之南徼西彝中，形如槐角子，视常豆稍巨，用箭瓦火焙去黑壳，碾细末，白水下之，可除小儿痘毒，服法以每月初二十六日为期，半岁服半粒，一岁服一粒，递加至三岁三粒，则终身不出矣。或曰按二十四气服之，以二十四粒为度。

芭蕉根汁，治疗走黄甚效。震泽钮某患疗，食猪肉走黄肿甚，其妻向余室人求方，令取芭蕉根捣汁一宫碗灌之，即肿消而痊，次日入市逍遥矣。且不独可治疗，凡热毒甚者，亦能疗之。妹婿周心泉家之妪唐姓，夏患热疖，至秋末已，自头至足，连生不断，令饮汁一茶盅，热毒渐消而愈。

粤人喜啖槟榔，谓可辟瘴，而不知其益少损多。吴人喜啖蓖麻子，往往种之成林，采曝炒食，此尤当戒。盖其性辛热，泻人元气，隐受其害者多矣。此药《本草》列毒草门，且食此者一生不得食炒豆，犯之即胀死。乡愚无知，食之每习以为常，可慨也！

葱蜜同食杀人，世皆知之，韭与蜜糖同食，亦能杀人，则知之者鲜矣。见黄阁斋《折肱漫录》。

食　　忌

《本草》云：多食韭，神昏目暗。多食葱，神昏发落，虚气上冲。多食莱菔动气。多食芥菜，昏目动风发气。又云：虚人食笋多致疾。浙人食匏瓜多吐泻。马齿苋叶大者，妊妇食之堕胎，此类不可胜数，寻常蔬菜亦足为患，其它可知，养生家所以必慎食物也。

石门赵屏山明经宗藩自宁波旋里，过绍兴，访友于郡城，一仆家在城外，乞假归省，途中买鳝鱼至家，使其妻烹之，适其邻人来视，遂留共食，食毕皆口渴腹痛叫号，移时而死，其身化为血水，仅存发骨，识者谓误食斜耕而然，赵次日俟仆不至，遣人往问，始知其故，遂终身不食鳝。余按：鳝身尾皆圆，斜耕身尾皆扁，口有二须，可以此为辨。然鳝有昂头出水二三寸者，为它物所变，其毒亦能杀人，养生家宜慎用之。

山谷产菌，种类不一，食之有中毒者，往往杀人，盖蛇虺毒气所蕴也。咸丰五年六月初三日，乌程县施家桥吴如玉之母，山中采菌甚多，族人吴聚昌之妻乞而分之，炒熟以佐夜饭，有子媳与女同食之，二更后，呕吐腹痛，至天明四肢抖缩，肉跳齿咬，四人同时殒命，如玉之母，亦食之而死，鸡食吐出之物，顷刻即毙，剖视腹中，只有硬肝，余皆腐成毒汁。夫山人食菌，本为常事，麦熟及寒露时，菌甚多，味极美，苏州有熬成油者，预为持斋过夏之需，取其鲜也。今吴姓家食菌而死者五人，可谓奇惨。乌程杨毅亭封翁炳谦，特为作记刊传以示戒。言若必欲食之，须用银器同煮，_{须久置待冷试验}，银有青黑色者，断不可食，如中其毒，饮以粪汁可解，又地浆水亦可解毒，其法于墙阴地掘二三尺深，以水倾入搅匀，取上面澄清水冷饮之。按：《东林山志》云：五月雨水浸淫之时，蕈生于山谷、惟淡红色、黄色者无毒可食，寒露生者，色白名寒露蕈，亦无毒可食，其大红者、黑者有毒杀人，人或中之，食粪汁可解。又《卫生录》云：蕈上有毛，下面光而无纹者，及仰捲赤色者，或色黑及煮不熟者，并不可食。《物理小识》云：以灯心和蕈煮，或以银簪淬之，灯心与簪黑色者即有毒。《清异录》云：湖湘习为毒药以中人，其法取大蛇毙之，厚用茅草盖掩，几旬则生菌，菌发根自蛇骨出，候肥盛采之，令干捣末，糁酒食茶汤中，遇者无不赴泉壤，世人号为"休休散"。观此则菌之生自蕴毒者，往往有之，服食家可不慎欤？

酒

许元仲《三异笔谈》谓蔡孝廉焜素不饮酒，公车北上，苦寒饮烧酒，甘之，遂非此不饮，如是者二十余年，一夕扃户寝，晌午犹不起，家人扶扉而入，室中溺然，衾账皆焦，半身烬矣，手犹握烟管，竟与《本草》所载倚马焚身事同，盖烟火引线，倏如爆竹之发耳。又会稽陈端甫学博庆儒言，其同乡某生，酒户甚大，一夕饮烧酒满罂，复吸水烟，忽火自腹发，骨肉半成焦炭，嗜烧酒者，可以为戒。

鸦 片 烟

鸦片烟为害甚巨，有大土小土之分，大土出于外国，《三异笔谈》述之详，云：余在永嘉知库书，张元龙犯此欲绳之，诉曰：已绝此二年，曾以办船料渡海至苏录国，亲见鸦片本质，故毅然不敢食耳。询知其详，云：国俗皆裸葬，一亩之地，百族共之，积累百年，其地之值不赀矣。造法：先掘土数丈，筑其底极坚，并四旁亦筑，取掘出之土，捣之极细，筛之极净，曝之极干，乃于城中铺石灰一层，加土一层，罂粟瓣一层，糯米粥一层，覆以芦席，盖以毡，再压以板，自春徂秋而成。以金易土，价目倍蓰，然大约吸数百年前陈人之膏血，故一见誓死不再食也。绝之法，以十全大补汤加鸦片灰，俟瘾发时服之，初甚委顿，渐服渐愈，两月余复初。

吴晓钲言：有族叔椿龄习岐黄家言，乙卯秋，以时疾卒。其司会计者曰吴梅阁，性不羁，吸洋烟，偶至友人倪梅岑家，倪适他出，假寐以俟，忽梦椿龄至

— 178 —

曰：子将有难，能戒鸦片烟则免。余授此方，出一红纸示之，上书"人参、枳椇子、赤糖各一钱，每日煎汤服之"十六字，戒曰：七日不见烟具，则瘾绝矣，毋蹈故辙也。醒后依方服之果效。晓钲素执无鬼论者，及闻梅阁口述是事，乃信史迁有物之言，洵不诬也。余按：人参补肺气，赤糖消烟积，用之甚当，枳椇子世第知其解酒毒，然陈藏器言其解渴除烦，去膈上热，润五脏，功用同蜂蜜，则其所长，不第能治酒病也，况鸦片烟性热燥烈，视酒尤甚，用此治之，殊有至理。

杂　　方

杭州汪铁樵士骧传方，用野鸡脚雌雄成对，瓦上焙干，研极细末，磁瓶收藏，凡脚跟为钉鞋擦伤而烂，及腿膝等处磕破者，以此敷之，即结痂而愈。因忆山东青驼寺吹津膏，治脚跟伤最灵，今得此方，无事远求矣。

太乙紫金锭方，出于《道藏》，元人所辑《卫济宝书续添方》中载之，名曰神仙解毒万病丸，则以为喻良能方，葛丞祖传，方后详载各症治引，并可救自缢落水，用冷水磨灌下，云绍兴府帅有施此药者，渠一子溺水已死，用其法救之遂苏。

治瘟疫浮肿及大头瘟，用黑豆二合炒熟，炙草二寸，水二碗煎汤，时时呷之，即所谓靖康异人方也。靖康二年，京师大疫，有异人书此方。此外约略举之：如《圣济总录》治赤白痢，用黑豆半升，炒去皮，为末四合，甘草一两，绵裹，入湖水三升，煎一升，分二服。《洪氏集验方》治脚肿，用黑豆、甘草煎汤服之。《寿亲养老新书》治老人小儿冬月诸热，用大黑豆三升洗净，甘草三两细锉，水六升，煮令烂熟，时时与三五十颗与食之，汁亦可服。吴晓钲《活人一术》云：解丹药毒，以黑豆、甘草煎汤饮之。此方之用甚广，皆取其解毒清热，刘松峰云：甘草炙则带补。宜用生者，信然。

《圣济总录》大活络丹，与近世所传回生再造丸，药味大同小异。大活络丹五十味，与再造丸异者八味，白花蛇、乌梢蛇、草乌、贯众、木香、沉香、水安息香、黄芩是也。再造丸五十六味，与大活络丹异者十四味，川芎一两，黄芪一两二钱，白芷一两，桑寄生一两，海南香一两，草蔻仁一两，天竺黄一两，草薢八钱，红花八钱，姜黄一两，朱砂一两，琥珀一两，蕲蛇四两，穿山甲四两是也。二方所皆有者四十二味，人参一两，白术八钱，茯苓一两，炙草一两，熟地一两二钱，赤芍八钱，当归一两，首乌一两，肉桂一两二钱，附子八钱，麻黄一两，防风一两，威灵仙一两，细辛一两，羌活二两，葛根一两，天麻一两，僵蚕一两，乳香一两，没药一两，丁香一两，藿香一两，香附八钱，青皮八钱，乌药八钱，松香六钱，白蔻仁八钱，骨碎补一两，元参八钱，川连一两，大黄一两，血竭八钱，胆星一两，龟板一两，虎胫骨一对，犀角八钱，两头尖一两，牛黄三钱，全蝎一两五钱，地龙八钱，冰片二钱，麝香八钱，制末蜜丸，每粒重一钱二分，金箔为衣，阴干蜡壳封固。此方治中风瘫痪，痿痹痰厥，拘挛疼痛，满身麻木，痈疽流注，跌扑损伤，小儿惊痫，妇人停经等症。《尊生八笺》曰：年过四十，当预服十数服，至老不生疯疾，年过六十不宜服。徐灵胎谓顽痰恶风热毒瘀血入于经络，非此方不能透达，凡治肢体大症必备之药也。《洄溪医案》云治虚痰流注均效。方书亦有活络丹，只用地龙、乳香等五六味，乃治实邪之方也。

余以侨寓杭州，以剃头为业，留心医学，先世习疡医，虽遗书散失，而记忆秘方尚多，有治脚蛀方最灵，用炉甘石六钱，象皮、龙骨各三钱，冰片一钱，轻粉三分，炉底少许，外科烧升丹之炉底，杂货店有之，共研细末糁之，神效。脚烂而痒有水不能行步，俗名脚蛀，南方人多有此疾，脚蛀糁明矾末，痒不能止，反增疼痛，余家传方，用老烟末糁之，燥湿止痒，亦颇应验。

同邑郑拙言学博风锵，性喜单方，言其经验最灵者有四。道光壬寅年，馆乐平汪军门道诚家，粪门前肾囊后起一坚块，渐觉疼痛，虚寒虚热时作，案头有《同寿录》，检一方云：跨马痈初起，用甘草五钱，酒水各一碗煎服。如方服之，块渐软，次日略出清水，不数日全愈。从兄珊瑚家一婢，年十六七，忽身起红晕，有若热痱者，由背渐及胸，饮食少进，识者云：此蛇缠也，至心坎不可救矣。偶检《回生集》有一方，用粪杓俗呼料子上断箍，取其年久用多，不必定欲断者，新瓦上煅存性，香油调抹令试之，不数日痂脱，健饭如常。

治喉风神效方，用青梅浸食盐出水，取大蜒蚰入其中，不拘多少。甲午秋闱闻捷，日设馔以待扳子，内一人忽喉痛如鲠，势甚危，取所制蜒蚰梅令咽一枚，平复如常，晚间已能啖饭矣。端午日午时收取晚蚕蛾俗名头二蚕，不拘多少，置竹筒中，用纸密缄，挂当风处，须雨淋日晒，不到四十九日，后遇人有竹木刺入肉不能出者，用此研末，拌津唾涂患处，刺立出。同里蔡晴江家一媪，手被竹刺，疼痛不能洗衣，以此涂之即痊。

一新婚者患疾，诸医以虚治之，补剂杂进，体日殆，名医沈耿文桐乡县人，后居珠村视之，见卧室中妆奁甚多，皆新漆饰成，曰：此乃为漆气所伤，俗名漆咬，非病也。令于木工家取杉木屑煎汤洗之，复投解漆毒之药，不日霍然。按：《坤元是保》云：尝有新婚人漆咬，认作发风毒症，不知乃新漆嫁事所触也，以明矾煎浓拭之，三四次即效。沈之见正与相同。

休宁汪生作云：年甫成童，忽患肠红，晨起必大下一次，血多粪少，阅两月余，日渐消瘦，有人传方，白木耳水煮淡食，日食一钱，未及一两全愈。药苟对症，何必以多为贵哉？

误食头发成瘕，胸喉间如有虫上下去来，古方以入土旧木梳菌煎汤饮之，此物不可得，一方用雄黄五钱水调服。辨是症者，更以好饮油为凭，每饮四五升方快意，盖发入胃中，血裹化为虫也。

先友钱石林上舍垕，性至孝，母徐孺人，素患风湿，频发不愈，石林百计医治，觅得海风藤花，配红枣，以陈酒煮饮服之，获效，遂常服焉，病不复发，寿至八十余。海宁蒋寅昉光焴，偶患火丹，两臂红肿而疼，诸药不效，后得一方，用百合研细末，白糖共捣烂敷之即痊，此方医者罕见，价廉而效速，可传也。

方书言肝胃气痛，用玫瑰花阴干冲汤代茶服。汤芷卿入龙眼肉成膏，愈吴洛生大令之母脘痛，一则入脾和血，一则入肝行血，补泄均宜，所以获效。

《保寿堂经验方》三卷，明·刘天和撰，方皆精当。其治泄泻少进饮食方，尤为简妙。用糯米一升，水浸一宿，沥干燥，漫火炒令极热，磨细罗过如飞面，将怀庆山药一两，碾末入米粉内，每日清晨用半盏，再入沙糖一茶匙，胡椒末少许，将极滚汤调食，其味极佳，且不厌人，大有资补，久服之，精寒不能成孕者亦孕，盖有山药在内故也，此是一秘方，勿轻视之。

余家工人吴法才患大脚风，余母周太孺人传有单方，用海桐皮、防己、片姜黄、原蚕砂各三钱，苍术二钱，煎汤熏洗，日三四次获愈。此方治愈者已多。愈后因行路过多，两脚腐烂，诸药不瘥，周太孺人令以古墓石灰细末掺之即愈，后以治烂腿，无不愈者。

古厌胜法有用以治病获效者，《百一选方》云：密以净纸书本郡太守姓名，灯上烧灰汤调下即产。沈从先曰：余尝见书正人君子姓名，烧灰调下治产难，用净帕珍重束男左女右臂，治鬼疟最灵。又闽人迄今皆书龙江林先生姓名，诸怪症皆治，即选方遗意也。吴江徐娱亭传一治疟法亦效，以云片糕一片，书"黄帝颛顼之神位"七字，更以一片合之，勿使见字，令于发疟前二时食之。

质　　正

《宋史·庞安常传》、《明史·凌云传》皆载治产妇胎不下，隔腹针儿手而得生。《扬州府志》之记殷矩，《嘉兴府志》之记孙浦，则产妇皆已死，见其血而令启棺，隔腹针之而复生，此于情理未合，不足深信。

《曲礼》云：医不三世，不服其药。郑氏注云：慎物齐也。孔氏疏云：凡人病疾，盖以筋血不调，故服药以治之，其药不慎于物，必无其征，故宜戒之。择其父子相承至三世也，是慎物调齐也。又说云：三世者，一曰《黄帝针灸》，二曰《神农本草》，三曰《素女脉诀》。又云：《夫子脉诀》。若不习此三世之书，不得服食其药。然郑云慎物齐也，则非为《本草》、《针灸》、《脉诀》，于理不当，其义非也。按：此则所谓三世者，注疏因主父子相承之说也，近世有专主通于三世之书，而以三世相承为俗解之误，殆未读注疏耳，且经书文义虽古，而辞无不达，既谓通于三世之书，何以不明言之，而曰医不三世？故作此不了语，以炫惑后世乎？

王朴庄谓古方一两者，今之七分六厘，一升者，今之六杓七秒。《东医宝鉴》谓古方一两者，今之三钱二分五厘，一升者，今之二合五杓。如仲景灸甘草汤，药料最多，共曰十六两，用酒七升，水八升。准于王说，为今之三两四钱九分六厘，今之七合有零，则酒水太少，如《东医宝鉴》之说，为今之十四两九钱五分，今之三升七合五勺，则药料太多，似当从王之两数，《东医宝鉴》之升数，乃为得之。

湖州费星甫野语云：儒医张梦庐之舅氏沈翁，以外科著，有女大腹隆起，中有结块，俨若私胎，迁延日久，腹益膨脝，梦庐诊其脉曰：此乃肠痈，无术以治之，危矣。沈遂悟，扶女足踹板凳之两头，出其不意，将女腹重踢，倒地昏晕，其痈内破，脓从大小便出数斗，遂按法疗治获痊。余谓肠痈脓已成者，《金匮》、《千金》皆有成法可遵，何必出奇行险以治之？且《经》云：肠痈为病不可惊，惊则肠断而死。此女患痈日久，又加之以重踢，其肠有不断乎？此传讹之辞，未可信也。

《夷坚志》谓台州狱囚遭讯拷，肺伤呕血，用白及为末，米饮日服，后其囚凌迟，刽者剖其胸，见肺间窍穴数十处，皆白及填补，色犹不变。此说李东璧采入《本草纲目》，医家皆信之，独进贤舒驰远昭《伤寒集注》谓：隔诸脊骨，不得伤肺，何肺拷坏而骨不坏耶？且白及由食管入胃，不得由气管入肺，其诳显然云云。因思古方催生用鼠肾丸、兔脑丸云，其药从儿手中出，由舒氏之说推之，则胎在肠外，药入胃中，何以得入儿手乎？然观《徐灵胎医案》横泾钱氏女腿痈成管，管中有饭粒流出，长兴周氏子臂疽经年，所食米粒有从疽中出者，又《槐西杂志》治折伤接骨，用开元通宝钱烧而醋淬，研细为末，以酒调下，铜末自结而为圈，周束折处，曾以折足鸡试之果然。此皆理之不可解者，是则昔人之说，未可竟斥为非矣。

张鷟《朝野佥载》云：洛州有士人患应声，语即喉中应之，良医张文仲令取《本草》读之皆应，至其所畏者即无声，乃录取药合和为丸服之，应时而止。其后《邂斋间览》载杨勔腹中应声，读《本草》至雷丸不应，服数粒而愈。《泊宅编》载毛景喉中有物应声，诵《本草》至蓝不应，饮汁吐虫而愈。其说皆为方书所征引，窃意虫之应声，乖气所感，非有知觉之灵，岂能闻所畏之物而遂不作声乎？殆皆小说家附会之辞。

《灵枢经》谓人呼吸定息，气行六寸，一日夜行八百一十丈，计一万三千五百息。河西池以为伪说，人一日夜岂止一万三千五百息。余尝静坐数息，以时辰表验之，每刻约二百四十息，一日夜百刻，当有二万四千息，虽人之息长短不同，而相去不甚远，必不止一万三千五百息，然则何氏之说为不虚，而《经》所云未足据矣。尽信书不如无书，此之谓也。

哕嗳之说，诸家各异，王氏《准绳》援据《内经》，正李东垣、王海藏以哕为干呕、陈无择以哕为咳逆之误，而从成无己、许叔微之说，以哕为呃逆，以嗳为噫气，此可为定论。徐灵胎批《临证指南》噫嗳篇云：噫，即呃逆，病者最忌；嗳，为饱食气，非病也。何可并为一证？王孟英《潜斋医话》訾之，谓噫不读为如字，乃于介切，饱食息也。以噫、嗳各篇，于义实赘，徐氏误作二种，殊失考，况噫有不因饱食而作者，亦病也。仲景立旋复代赭汤，治病后噫气，徐氏误噫为哕，谓即呃逆，盖此汤原可推广而用，凡呕吐呃逆之属，中虚寒饮为病者皆可治。余尝以治噫气频年者数人，投之辄愈，益见徐氏之仅泥为饱食气未当也，是盖宗王氏之说，而其义更融澈矣。

跋

余于癸巳秋，得桐乡陆定圃先生《冷庐杂识》书板，既已补其残损，订正以行世矣。先生精于医，识中所采岐黄家言，正复不少，窃以先生于医学必有所心得，爰益购求先生之遗书，于乙未春，得《再续名医类案》若干卷，继又得《冷庐医话》若干卷，俱手抄本未付梓者，《医案》采摭繁富，足补江魏二书之未备，《医话》则专以辨证为主，凡述一证，必推究其虚实源委，而指摘医家利弊，言多精凿，自序谓摭拾闻见，以自达其意之所欲云。噫！岂易言欤！余以《医话》之尤有裨于世也，亟付手民，寿诸梨枣，仿古香斋袖珍本，以便取携。暇日拟再订正

《医案》,续以行世。时光绪二十三年太岁在强圉作噩季冬之月,乌程庞元澄跋。

冷庐医话补编

清·陆以湉著

民国·曹炳章补辑

弁　言

陆定圃，桐乡积学士，兼擅医术，识见超人，凡研究学识，必穷理索奥，务达其旨，于是随笔记述，分门别类，成《冷庐医话》五卷。光绪二十三年，乌程庞元澂为之刊行，早已脍炙人口。先生于咸丰五年时，曾著《冷庐杂识》八卷，其中采摭岐黄家言，正复不少，俱心得实录，精凿可珍，爰为别类摘辑，间加附注发明，名曰《冷庐医话补编》，附刊其后，俾益臻美备。近辑《中国医学大成》，将正补全书，列入医话丛刊，以广其传，而于吾道尤不无小补焉。丙子三月炳章志。

医 范

医宗四大家

新安罗养斋_浩《医经余论》云：医宗四大家之说，起于明代，谓张、刘、李、朱也。李士材辈，指张为仲景，不知仲景乃医中之圣，非后贤所及，况时代不同，安得平列？所谓张者，盖指子和也。观丹溪《脉因症治》，遇一症必首列河间、戴人、东垣之说，余无所及，其断症立方，亦皆不外是，知丹溪意中，专以三家为重。《格致余论》著补阴之理，正发三家所未发，由是攻邪则刘、张堪宗，培养则李、朱已尽，皆能不依傍前人，各舒己见，且同系金元间人，四大家之称，由是而得耳。此说足以正数百年相传之讹。

炳章按：金元四大家，以刘河间、张子和、李东垣、朱丹溪为是。仲景乃创始方剂疗病之祖，为医中之圣；四大家继起发明，亦不愧为医贤。且仲景学说，得中正之道，无偏寒偏热之弊。

何 书 田

青浦何书田茂才其伟，居北竿山下，工诗，家世能医，书田益精其业，名满大江南北。侯官林文忠公则徐抚苏时，得软脚病，何治之获痊，赠以联云：菊井活人真寿客，竿山编集老诗豪。由是投分甚密，而何介节自特，未尝干以私，人皆重之。

炳章按：何公法从叶派，善能变化，著有《医药妙谛》三卷。其自著方，皆从经验发明，叙病源病状，亦据实际，治虚痨各法，颇得叶氏心法，言简意赅，切合实用。炳拟刊入《续编医学大成》中。

张 梦 庐

同邑张梦庐学博千里，医名隆赫。道光间，应闽浙总督无锡孙文靖公之聘，至闽时，公患水胀已剧，犹笃信草泽医，服攻水之药，自谓可痊。张乃详论病情，反复数千言，劝其止药。私谓其僚属曰：元气已竭，难延至旬日矣。越七日果卒。其论大略云：专科以草药为醴，峻剂逐水，或从两足滂溢，或从大肠直泻，所用之药，虽秘不肯泄，然投剂少而见效速，其猛利可知。夫用药犹用兵，攻守之法，参伍错综，必主于有利而无弊，从未有病经两年，发已数次，不辨病之浅深，体之虚实，只以峻下一法，为可屡投而屡效者。盖此症之起，初因饮啖兼人，胃强脾弱，继则忧劳过度，气竭肝伤，流之壅，由乎源之塞，若再守饮食之厉禁，进暴突之劫剂，不啻剿寇用兵而无节制，则兵反为寇；济师无饷而专驱迫，则民尽为仇。公何忍以千金之躯，轻供孤注之掷耶？彼草泽无知，守一己之师传，图侥幸于万一，以治藜藿劳形之法，概施诸君民倚赖之身，效则国之福，不效则虽食其肉，犹可追乎？此余之所痛心疾首，而进停药之说也。语殊切直，特录之以告世之溺惑于庸医者。张有谒孙宫保句云：身思报国仔肩重，病为忧民措手难。见所刊《闽游草》中。

炳章按：梦庐医号千里，桐乡人，家居后珠村，少工诗文，长精医术，就诊之舟，日所百计，不事置产，聚书万卷，著有医案多种传世。

《赤水玄珠》

孙文垣《赤水玄珠》，阐发医理，有裨后学。惟载制红铅之法，为白圭之玷。又推重石钟乳，以《本草》有久服延年益寿之说，遂讥朱丹溪不可过服之言

— 194 —

为非。不知《本草》称延年之药，如蒲黄、石龙刍、云母、空青、五石脂、菖蒲、泽泻、冬葵子等味，未必皆可久服。《本草》又称水银久服，神仙不死，而服之者，鲜不受其害，是岂可过泥其辞乎？善乎缪氏仲淳之言曰：自唐迄今，因服石乳而发病者，不可胜纪，服之而获效者，当今十无二三。《经》曰：石药之性悍。真良言也。尊生之士，无惑方士有长年益寿之说，而擅服之，自取其咎也。大抵服食之品，宜取中和，方免偏胜之害。

炳章按：孙公文垣，论病理则发明处甚多，如辨三焦命门，亦多阐发深义奥理，惟论药，确有过泥古人夸奖之处，是其阙点耳。

《难经经释》

徐灵胎《难经经释》，辨正误谬，有功医学，其释"分寸为尺，分尺为寸"云：关上分去一寸，则余者为尺，关下行去一尺，则余者为寸。诠解明晰，可谓要言不烦。

炳章按：徐灵胎，雍乾时人，笃信汉唐以前方书。《难经经释》，以经解经，参以实验发明，有功医林之作，乃雍正五年所注。

《医学源流论》

徐灵胎《医学源流论》云：有病固当服药，乃不能知医之高下，药之当否，不敢以身尝试，莫若择至易轻浅，有益无损之方，以备酌用。如偶感风寒，则用葱白苏叶汤取微汗；偶伤饮食，则用山楂麦芽汤消食；偶感暑气，则用六一散，广藿汤清暑；偶伤风热，则用灯心竹叶汤清火；偶患腹泻，则用陈茶佛手汤和肠胃。如此之类，不一而足，即使少误，必无大害。又有药似平常，而竟有大误者。如腹痛呕逆之症，寒亦有之，热亦有之，暑气触秽亦有之，或见此症，而饮生姜汤，如果属热，不散寒而用生姜热性之药，与寒气相斗，已非正治，然犹有得效之理，其余三症饮之必危。曾见有人中暑，而服浓姜汤一碗，覆杯即死，若服紫苏汤，寒即立散，暑热亦无害，盖紫苏性发散，不拘何症，皆能散也。按：此论惩药误而发，微病用之，最为稳善，养生家不可不知。

炳章按：《源流论》二卷，乃乾隆十九年时作，针砭陋俗，辨证谬误，可为医俗医之良药，作庸医之棒喝。

选　案

《续名医类案》

钱塘魏玉璜之琇，《续名医类案》六十卷，世无刊本，余从文澜阁借四库本录一部，凡六十六万八千余言，采取繁富，间有辨论，亦皆精当。玉璜自述医案数十，其治病尤长于胁痛，_{肝燥}、胃脘痛_{肝木上乘}、疝瘕等证，谓医家治此，每用香燥药，耗竭肝阴，往往初服小效，久则致死，乃自创一方，名一贯煎，统治胁痛、吞酸吐酸、疝瘕，及一切肝病，惟因痰饮者不宜，方用沙参、麦冬、地黄、归身、枸杞子、川楝子，六味出入加减，投之应如桴鼓。口苦燥者，加酒连尤捷。余仿其法治此数证，获效甚神，特表其功用，以告世之误用香燥药者。

_{炳章}按：凡痰瘀袭络胁痛，肝郁血瘀，痰凝疝瘕，宜用叶氏辛润通络法，合金铃子散，为最效，以通化为要，此方黏补，恐非所宜。

学 医 宜 慎

《程杏轩医案》，历叙生平治验，颇有心得。惟治张汝功之女暑风，用葛根、防风等药，遂致邪陷心包，神昏肢厥，旋用清络热开里窍之剂，而势益剧，变成痉证而殁。因谓暑入心包，至危至急，不可救药，而不知暑风大忌辛温升散，其初方用葛根、防风，劫耗阴津，遂致热邪入里，观此可见学医之难。忆道光癸巳仲秋，三弟以灏，年十五，患伏暑症，初见发热恶寒头痛，延同里某医治之，某医宿负盛名，诊视匆遽，误为感寒，用桂枝、葛根、防风等药二剂，而神昏肢冷，余时方自郡城归，更延茅平斋治之，以为热邪入里，用生地、元参、银花、连翘、竹叶等味，竟不能痊，人皆归咎于茅，而不知实误于某也。并记于此，以明学医之宜慎焉。

炳章按：暑温暑风，伏热在内，皆忌辛温升散，劫耗阴津，苟误用之，邪必内陷入里，非寒在表内无热之伤寒可比。

录　方

干霍乱治法

干霍乱心腹绞痛，欲吐不吐，欲泻不泻，俗名绞肠痧，不急救即死，治法宜饮盐汤探吐，外治刺委中穴亦妙。此证王宇泰《证治准绳》谓由脾土郁极不得发，以致火热内扰，阴阳不交，而吴鞠通《温病条辨》谓由伏阴与湿相搏，证有阴而无阳，方用蜀椒、附子、干姜等药。窃谓干霍乱，亦如湿霍乱，有寒有热，当审证施治，不得专主热剂，吴氏书阐发治温病之法，辨论详晰，卓然成一家言，惟此论尚局于偏，恐误来学，特正之。

炳章按：干霍乱每多挟食挟痰，兼中温秽，探吐以通其上膈，针刺以通其经络，宣达二便以通下焦之塞，上下内外皆通畅，则病自愈矣。凡阴寒多是绵绵腹痛，暴痛甚少，临证宜审辨之。

苦参子治休息痢

鸦胆子治休息痢，歙《程杏轩文圃医案》甚称其功效，用三十粒去壳取仁，外包龙眼肉捻丸，每晨米汤送下一二服，或三四服即愈。此药味大苦而寒，力能至大肠曲折之处，搜逐湿热，《本草》不载，见于《幼幼集成》，称为至圣丹，即苦参子也，药肆多有之。吾里名医张云寰先生李瀛，亦尝以此方传人，吾母周太孺人，喜施方药，以治休息痢，无不应验，兼治肠风便血，凡热痢色赤，久不愈者，亦可治，惟虚寒下痢忌之。

炳章按：苦参子仁治肠热便血，及热痢久不愈，余亦治验多人，惟余用每次十四粒，龙眼肉七枚，分包吞服，两服即愈。

蜈 蚣 入 腹

明张冲虚，吴县人，善医，有道人以竹筒就灶吹火，误吸蜈蚣入腹，痛不可忍，张碎鸡子数枚，令啜其白，良久痛少定，索生油与咽，遂大吐，鸡子与蜈蚣缠束而下。盖二物气类相制，入腹则合为一也。事见《吴县志》。按：明汇氏瓘《名医类案》亦有一方，云取小猪儿一个，切断喉取血，令其人顿饮之，须臾灌以生油一口，其蜈蚣滚在血中吐出，继与雄黄细研，水调服愈。南方多蜈蚣，且家家用竹筒吹火，尝有是患，故录之。

炳章按：江瓘方取小猪儿切断喉取血，伤生物命，未免残忍，不如用张冲虚法，方理明切，效验必确，为便利也。

青腿牙疳方

咸丰乙卯年，吾邑皇甫湘山上舍岷，患牙龈肿烂，两腿青胀，其势甚剧，诸医不效，乌程温醉白诊之，谓病名青腿牙疳，不必服药，惟食马乳可愈，如其言，一月全愈。又一戴姓妇人，病证相同，亦食马乳得痊。按：此证见于御纂《医宗金鉴》八十四卷外科门，长洲唐笠山大烈所著《医宜博览论》曾述及之，吾乡罕有此证，医家知此者亦鲜矣。

炳章按：青腿牙疳，清初关外发现此症，饮马乳得愈，故采入《医宗金鉴》，近年江浙间亦有之。

目 疾 秘 方

患目赤者，小便时以指蘸入目中，闭目俟其自干，日三四次即愈，惟当净洗手面；以免不洁之咎，此方载《医学纲目》，他书不恒见，屡试屡验，秘方也。又《石室秘录》治目中初起星，用白蒺藜三钱，水煎洗之，日四五次，星即退，此方亦神效。

炳章按：目赤肿痛，用大青叶煎汤饮之，肿赤即退，或鲜野刺苋煎汁饮数次，红肿亦退，起星者，加木贼草同煎，起云翳者，加蝉衣同煎服，皆有良效。

治 疮 秘 方

余姚吴蓉峰学博麟书，患脓窠疮，医久不痊，后有相识遗一方，云得自名医，为疗疮第一良药，如法治之果愈。余于庚戌年患此甚剧，亦以此方得痊。兹录于下：

厨房倒挂灰尘三钱，煅，伏地气　松香一钱　茴香一钱　花椒一钱　硫黄煅，一钱　癞蛤蟆一钱　枯矾一钱　苍术一钱　白芷一钱　朱砂一钱

上煎，共研细末，用鸡子一个，中挖一小孔，灌

煎其中，纸封固口，置幽火中炖熟，轻去其壳，存衣，再用生猪油和煎捣烂，葛布包之，时擦痒处。

炳章按：脓窠疮，发则奇痒，风湿壅毒，生有微生虫而作痒，故用硫、矾、松香、花椒燥湿杀虫之味，而即收效果。

汤 火 伤 方

《镜花缘·说部》征引浩博，所载单方，以之治病辄效。表弟周莲史太史士炳，为余言之，因录其方以备用。余母周太孺人，喜施方药，在台郡时，求者甚众。道光癸卯夏，有患汤火伤，遍身溃烂，医治不效，来乞方药，检阅是书中，方用秋葵花浸麻油同涂，时秋葵花方盛开，依方治之立愈，乃采花贮油瓶中以施人，无不应手获效。

炳章按：汤火伤，用矿灰一两五钱，清水一小碗，将矿灰投入水中，搅匀澄清，用清灰水取一杯，入桐油一杯，拌打百余次，则成黄白色，如稠膏，搽于汤火泡处即干，屡经试效。

巴 鲫 膏

外伯祖周悠亭先生向潮，兄弟三人，次春波先生踾潜，余外祖也，三葵园先生以清，俱好善乐施，贾人某负逋五百金，贫不能偿，焚其券，某感恩次骨，以家传痈疽秘方相赠，按方制送，获效甚神，录之以广其传。

仙传巴鲫膏奇方　治发背痈疽疔毒，一切无名肿毒，未成即消，已成即溃，力能箍脓，不至大患。

巴豆五钱，去壳　鲫鱼两个重十二两以上者　商陆十两，切片　漏芦二两　闹羊花二两　白芨五钱，切　番木鳖五钱，切　蓖麻子三两，去壳　绵纹大黄三两，切　乌羊角二只　全当归二两，切　两头尖三两，即雄鼠粪　白蔹三两，切　穿山甲二两，切　黄牛脚爪一两，敲研　猪脚爪一两，敲研　蛤蟆皮干二两　川乌五钱，切　草乌五钱，切　苍耳子四两　元参二两，切　○鼠粪雌多雄少，雌者两头圆而无毛，雄者两头尖而有毛，不可混用。蛤蟆干宜新取，其力猛也。

上药入大广锅内，用真麻油三斤半，浸三日，熬至各药焦黑，滤去渣，再熬沸，乃入后药：

飞净血丹廿四两

用槐柳条不住手搅，熬至滴水成珠，熄火待稍冷，再入后药：

上肉桂五钱　乳香四钱，去油　没药四钱，去油　上轻粉四钱　好芸香四钱，去油

此五味，俱研极细，徐徐掺入，用铜箸搅匀，待凝冷，覆地上十余日，火毒退尽乃可用。

炳章按：此膏痈疽初起，未成即散，已成即溃，能提毒外出，如阴疽结核，能渐渐化散，善拔疔毒，兼消流注痰核，诚外科外提内消之要方也。

五　圣　丹

癫狗毒蛇咬人者多死，方书虽有治法，不甚著效，惟萧山韩氏所传五圣丹，获效如神，救人不可胜数，韩氏惟制药施送，秘不传人，鄞拙言司铎开化，从其同寅汪睦斋学博世铃处，得其方见示，汪喜录单方，制药施人，此方得之于其至戚，乃自韩氏窃得者，汪按方制药以拯人，无不应手取效，因录之以广其传。

上号当门子一钱　梅花冰片一钱　火硝三分　上号腰面雄黄一钱　九制炉甘石一钱

上药共研细末，男左女右，用竹挖耳点近鼻处大眼角七次，隔一日再点七次，再隔一日又点七次，虽重伤者自愈。若犬咬至二十日外者，亦不治。若用药

后，误吃羊肉，用药再治，迟至二十日外者亦不治。宜忌羊肉发物四十九日。兼治痧症闷死，时疫伤寒，癍发不出者。亦用此药点眼角，男左女右。

炳章按：类此之方，及用量多寡不同者甚多，余汇录《瘈狗伤补编》内，宜互相参考。杭胡庆余堂，前董雪岩先生，名此方曰龙虎化毒丹，有龙虎二字，化写符录，焚化入药，又一法也。

沈 妪 传 方

单方之佳者，不必出自方书，往往有乡曲相传，以之治病，应手取效者。吴江沈妪，服役余家，曾传数方，试之皆效，备录之。

痔疮：用皮硝煎汤，乘热熏洗，此方治热毒皆效。

小儿雪口疮：马兰头汁擦之。

眼癣：大碗幕布，以晚米糠置布，燃糠有汁，滴碗取抹患处。

炳章按：痔疮未溃前，不论内外痔，用鲜土牛膝连根叶，捣碎煎汤，乘热先熏后洗甚效，屡经试验。

许秀山传方

临海许秀山布衣保，喜种花，尤爱兰菊，种多至百余，每至花时，五色缤纷，先君子恒从乞种，因书联以赠云：噉淡饭，著粗衣，眷属团圆终岁乐；伴幽兰，对佳菊，花枝烂漫满庭芳。又题其琴鹤图云、流俗不可侣，伴身惟鹤琴，山空凉月皎，亭古绿阴深，双翮有仙骨，七弦皆道心，幽居惬真赏，长此涤尘襟。许精于医，为人诊病不计酬金，曾传余秘方，试之皆效，附录之以济世。治头风，用头风膏药，入草乌末少许，贴之。治牙痛，用北细辛五钱，薄荷五钱，樟脑一钱五分，置铜锅中，上覆小碗，纸糊泥封勿通气，暖火熏之，令药气上升至小碗，取涂痛处。治刀伤久烂，用糯米于清明前，一日一换水，浸至谷雨日晒干，研末敷之。治火烧伤方，鸡子煮熟，去白取黄，猪油去膜，二味等分，捣匀抹之。

炳章按：治牙痛方，虫牙痛最效，风火牙痛，亦可治之，虚火上炎牙痛，牙根浮长，外肉不肿，外涂无效，宜玉女煎。

家 传 单 方

单方之神验者，可为世宝，余家传有数方，屡试屡效，济人多矣，恐久而失传，特志之。刀伤：用苎叶末掺之。<small>端午夏至日各彩等分，晒干俟霜降日磨末。</small>受湿气烂腿：用松香不拘数，置釜中，用水，慢火煮，以焚一柱香为度，取出松香，<small>取出松香入冷水中，方能凝结，否则胶滞，</small>换水再煮，如此换八次水，煮八柱香时候，松香之毒始尽，研极细末，入猪油捣烂调匀，用隔纸膏摊之，其法以长薄油纸，摺成两方块，一面凿满针孔，一面摊药，将两面合拢，药摺在里面，以凿针一面，向患处贴上，线围扎之，勿著水，有脂流出自愈。一切疥疮：用槟榔、木鳖子、穿山甲、血余、雄黄、朱砂、黑砒、大风子肉各二钱五分，研极细末，入土硫黄七两五钱，煮烊为锭，菜油磨搽，日三次。牙缝出血：名牙红，用元明粉研细末掺之。一切无名肿毒：用鲜桑枝火蒸患处熏之。小儿头烂：名染痧头，用铜青一钱，沥青一钱，松香一钱，蓖麻子肉四钱，同捣烂，以布一方，如染痧头大，摊药包患处。跌打损伤，用冬瓜子炒研细末，温酒冲服三钱，日二次。

炳章按：松香制八次治湿疮，《医宗金鉴·外科类》

有九制松香膏法，加葱同制，宜参考之。

禁咒治病法

禁咒治病，自古有之，往往文义不甚雅驯，而获效甚奇，殆不可以理测。余内人之乳母顾妪，其父曾习祝由科，传有二咒甚验。一治蜈蚣螫咒云：止见土地神知载灵，太上老君急急如律令救。治法：以右手按螫处，一气念咒七遍，即挥手作撮去之状，顷刻痛止，一治蛇缠咒云：天蛇蛇，地蛇蛇，螣青地扁乌梢蛇，三十六蛇，七十二蛇，蛇出蛇进，太上老君急急如律令勅。凡人影为蛇所啄，腰生赤瘰痛痒，延至心则不可救，名蛇缠，亦名缠身龙。治法：以右手持稻干一枝，其长与腰围同，向患处一气念咒七遍，即挥臂置稻干门槛上，刀断为七，焚之，其患立愈。又治蜈蚣螫方，急以手向花枝下泥，书田字，勿令人见，取其泥，向螫处擦之即愈。

炳章按：祝由符录治病，发原于上古，精其业者，湖南人为最多，只能温饱，不能藉此敛钱置产，故操此业者，多是游方谋食，无资产者流，如截疟符、骨鲠符，余目睹亦有效。

油 污 衣 方

油污衣，面涂法最佳，用生麦粉入冷水调匀，厚涂污处，越宿干透，以百沸热汤，和皂角洗之，油化无迹。

宜　　忌

食　　忌

医书所载食忌，有无药可解者，录以示戒。痧症腹痛，误服生姜汤；疔疮误服火麻花；骨蒸似怯症，误服生地黄；青筋胀，_{即乌痧胀，}误认为阴症投药；渴极思水，误饮花瓶内水；驴肉荆芥同食；茅檐水滴肉上食之；食三足鳖；饷馔过荆林食之；老鸡食百足虫有毒，误食之；蛇虺涎毒，暗入饮馔食之。

炳章按：食毒甚多，此其一斑耳，如徐忠可《注金匮要略》卷二十四五及《解毒编》、《食物本草》等书，如二物相合，有畏恶相反者，如动物异于常态者，苟误食之，轻则增病，重则中毒而死。有司命之责者，宜注意及之。

药　　忌

吴江徐灵胎征君大椿，谓医药为人命所关，较他事尤宜敬慎，今乃眩奇立异，欲骇愚人耳目，将古人精思妙法，反全然不考，其弊何所底止，略举数端，以示警戒。人中黄，肠胃热毒偶有用入丸散者，今入煎药则是以粪汁灌人而倒其胃矣。人中白，飞净，入末药，若煎服，是以溺汁灌入矣。鹿茸、麋茸，俱入丸药，外症、痘症偶入煎药，又古方以治血寒久痢，今人以治热毒时痢，腐肠而死。河车、脐带，补骨丸药偶用，今入煎剂，腥秽不堪，又脐带必用数条，肆中以羊肠、龟肠代之。蚌水，大寒伤胃，前人有用一二匙治阳明热毒，今人用一碗半碗以治小儿，死者八九。蚯蚓，痘症用一二条酒冲，已属不典，今用三四十条，大毒大寒，服者多死。蜈蚣、蛴螬即桑虫、蝎子、胡蜂，皆极毒之物，用者多死，间有不死者，幸耳。石决明，眼科磨光盐水煮入末药，今亦以此法入一切煎剂，何义？白螺壳，此收湿掺药，亦入煎剂，其味何在？鸡子黄，此少阴不寐引经之药，今无病不用。燕窝、海参、淡菜、鹿筋、丑筋、鱼肚、鹿尾，此皆食品，不入药剂，必须洗浸极净，加以姜、椒、葱、酒，方可入口，今与熟地、麦冬、附、桂同煎，则腥臭欲呕。醋炒半夏、醋煅赭石、麻油炒半夏，皆能伤肺，令人声哑而死。橘白、橘内筋、荷叶边、枇杷露、楂核、扁豆壳，此皆方书所弃，今偏取之以示异。余按：徐氏所指，诚切中要害，惟海参淡食，最能益人，尝有食之终身而康强登上寿者，惟不宜与熟地等药同煎耳。又枇杷露，治肺热咳嗽，获效颇速，似不当在屏弃之列。

炳章按：如人中白必先漂出臭气，火煅用入煎剂，治口疳牙疳，颇有效。石决明镇肝阳亦颇效。惟毒性虫类，应当禁入汤剂为妥。

饧

临海洪金事若皋《南沙文集》，谓方书金银玉石铜铁，俱可入汤药，惟锡不入，间用铅粉，亦与锡异，锡白而铅黑，且须锻作舟粉用之。明名医戴元礼，尝至京，闻一医家，术甚高，治病辄效，亲往观之，见其迎求溢户，酬应不暇，偶一求药者，既去追而告之曰：临煎时，加锡一块。元礼心异之，叩其故，曰：此古方尔。殊不知古方乃饧字，饧，即今糯米所煎糖也。嗟乎！今之庸医，妄谓熟谙古方，大抵皆不辨锡、饧类耳！余谓今之庸医，不特未识古方也，即寻常药品，亦不能辨其名，有书新会皮作会皮，盖不知新会是地名也，有书抚芎作抚川芎，盖不知川与抚为二地也，此皆余所目见者。

炳章按：古方之饧，即今饴糖，用大麦芽或糯米蒸煮成之，调补胃气，如小建中汤所用，即是物也。

常 食 之 物

医家谓枣百益一损，梨百损一益，韭与茶亦然。余谓人所常食之物，凡和平之品，如参、苓、莲子、龙眼等，皆百益一损也。凡峻削之品，如槟榔、豆蔻仁、烟草、酒等，皆百损一益也。有益无损者，惟五谷，至于鸦片烟之有损无益，人皆知之，而嗜之者日众，亦可悯矣。

炳章按：梨性寒液足，脾肾虚寒之体，多食则腹痛便溏，便是损也，若阴虚火旺，干咳无痰食之，则能润肺化痰，清火滋燥，乃益也。

饑饥饿解

谷不熟为饑，腹不实为饥，饥之甚为饿，饑、饥古异义，后人通用，误也。

炳章按：又有菜不熟为馑，近人饑、馑亦合用，为谷菜俱不熟，可也，其义如此。

博　物

麒　麟

　　《明史》外国贡麒麟者甚多，阿丹国麒麟，前足高九尺，后六尺，颈长丈六尺，有二短角，牛尾鹿角，按《尔雅·释兽》：麟，麕身，牛尾，一角。注云：角头有肉。《京房传》云：麟，麕身，牛尾，马蹄，有五彩，腹下黄，高丈二。《明史》所言颈长如此，未见古书，且不言一角有肉，疑是别种，非真麒麟。

　　炳章按：《野语》云：顺治辛卯山西平定州，牛产麒麟，遍体肉鳞，有光，四足有甲。康熙十七年，江西袁州，牛产麒麟。康熙二十八年，余姚北乡胡氏，牛产麒麟。《居易录》云：乌山胡氏，有牛产一麟，狼项马足，麕身牛尾，遍体肉鳞，金紫相差云。

麈　角　解

　　时宪书十一月，改麋角为麈角解，始于乾隆戊子年，高宗纯皇帝，以为木兰之鹿，吉林之麋，角皆解于夏，惟麈角解于冬，曾于南苑验之，特正其讹。又命时宪书纪年，仍增注六十一岁，至百二十岁，使花甲环周，益绵寿世之庆，盖始于乾隆辛卯年云。

炳章按：麈产辽东宁古塔各地，头似鹿，脚似牛，尾似驴，背似骆驼，从全体观之，无一所似，故北人俗呼"四不像"，体大如小牛，毛淡褐，背稍浓，腹渐淡，角质坚，扁平而阔，莹洁有纹理，表面有凸凹，角基甚厚，从干分两叉，一向外，一向后，足颇大，蹄较小，体长，除尾七尺二三寸，性似鹿，常慢走，食植物，驰驱时比马尤速，每年五月产子，孕期八月，解角于长至节，长尾可为拂尘，此辨麈之形态也。

鼠

《尔雅》隶鼠于"释兽"，以四足而毛，谓之兽也。《埤雅》隶鼠于"释虫"，以其为穴，虫之长也。鼠之种，见于《尔雅》者十有四，有同名而异种者为鼫鼠，一在寓属，一在鼠属，有与鸟同穴者为鵽，至"释鸟"之鸓鼠，"释虫"之鼠负，则与寓属之鼫鼠，皆名鼠，而实非鼠矣。

炳章按：云南有香鼠，形似鼠，长仅寸许，周烁园

云：密县西山中有香鼠，较凡鼠小，死则有异香，盖
山中之鼠多食香草，亦麝之有香脐也，山中人捕之筐
筒中，经年香气不散。《桂海志》云：香鼠小如指擘，
穴于桂中，行地上疾如激箭，治疝甚效，亦鼠之异
类也。

猴　　经

药物中有猴经，乃牝猴天癸，治妇女经闭神效。
李心衡《金川锁记》云：独松汛之正地沟，山高箐
密，岩洞中猨猱充仞，土人攀悬而上，寻取所谓猴经
者，赴肆贸易，多至百斤。此可以补诸家本草之缺。

炳章按：猴经一名申红，《拾遗》云：深山群猴聚处
极多，觅者每于草间得之，色紫黑成块，夹细草屑云，
是母猴月水干血也，产广西者良，治干血劳甚效。

鲥　　鱼

《尔雅》鳠当作鲖，郭璞注：今江东呼最大长三尺
者为当鲖。邵氏《正义》，谓即鲥鱼。杭州鲥初出时，
豪贵争以饷遗，价甚贵，寒窭不得食也，凡宾筵，鱼
例处后，独鲥先登，胡书农学士诗云：银光华宴催登

早，鲦味寒家馁到迟。体物殊切。

炳章按：鲋鱼鱰，取后不落阴干，凡遇疔疮，取鱰贴疔上，外膏药盖贴八时许，疔黏鱰上，以拨出之，亦奇方也。

蠷 螋

蠷螋，音瞿搜，虫名，《玉篇》曰蛷螋，《博雅》曰蛷螋，昌黎诗"蜿垣乱蛷"，垣即此，吾乡俗呼为蛶蛸，二须多足，状如小蜈蚣，而体较短阔，匿居隐处，溺射人影，令人生疮，如热痱而大，身作寒热。《千金方》法：画地作蠷螋形，以刀细取腹中土，以唾和涂之，再涂即愈。近又传一方云：入夜以灯照生疮处之影于壁，百滚汤浇之即愈。此皆以影治影之法，气类相感，抑何奇耶？

炳章按：此等疗法，皆属心理疗法，如祝由科之类欤，然用之亦多奇效，合之科学实质，咸谓玄学邪说矣。

苍 耳 子 虫

苍耳子草，夏秋之交，阴雨后梗中霉烂生虫，取为

就熏炉上烘干，藏小竹筒内，随身携带，_{或藏锡瓶，勿令}
_{出气。}患疗毒者，以虫研细末，置治疗膏药上贴之，
一宿疗即拔出而愈。_{贴时须先以针微挑疗头出水。}余在台州，
仆周锦种之盈畦，取虫救人，屡著神效。比在杭郡学
舍旁，苍耳草虫甚多，以疗疗毒，无不获效。同邑友
人郑拙言学博凤镝，携至开化，亦救治数人，彼地无
苍耳草，书来索种以传。又青蒿虫，治小儿惊风最
灵，余孙荣霖，曾赖此得生。此二方皆见《本草纲
目》，而世罕知其效，特志之。_{青蒿虫亦在梗中焙干研末，和}
_{灯心灰，汤调送下。}

炳章按：苍耳虫，不独治疗疮有特效，凡阳痈红肿
已成脓，以此虫一条，放于疮顶，外用清凉膏盖贴八
小时，毒即咬通，余常于八九月采取，用麻油浸藏备
用，可代刀针，真奇效也。

孑孓虫

杭城水浊，人家皆接天泉水用之，日久往往生孑
孓虫，《以斋杂著》谓自天明至日末入接者为阳，日没
至鸡鸣前接者为阴，阴阳水，各自为盎，孤阴不生，
独阳不长，自无孑孓虫之患。泾县胡子晖《子贯附言》，
亦云午前之雨属阳，午后之雨属阴，独阳之水，取养

金鱼子，不生虫蟹。

炳章按：天泉水生孑孓，有因积蓄日久，或水分不洁而生为多，凡久晴初雨之水，必有屋上积尘冲下，应接出缸外，待后落之清净水，接置缸中，水缸底浊，常用吸筒吸出，使水清洁，自无此弊。

槟　榔

医书槟榔治瘴，川广人皆喜食之，近则他处亦皆效尤，不知其性沉降，破泄真气，耗损既久，一旦病作不治，莫识受害之由。嗜之者，终无所警也。余按：宋周去非岭外代答有云：川广人皆食槟榔，食久，顷刻不可无之，无则口舌无味，气乃秽浊。尝与一医论其故，曰：槟榔能降气，亦能耗气，肺为气府，居膈上，为华盖，以掩腹中之秽，久食槟榔，则肺缩不能掩，故秽气升闻于辅颊之间，常欲嗽槟榔以降气，实无益于瘴，彼病瘴纷然，非不食槟榔也。此论槟榔之害，最为切要，知非特无瘴之地不可食也，嗜槟榔者其鉴之。

炳章按：槟榔种类甚多，有大腹槟榔，海南槟榔，鸡心槟榔、枣儿槟榔，闽粤人所嗜食槟榔，乃枣儿槟榔，或鲜槟榔，其味涩，其性消滞杀虫，如小儿腹内有虫，用槟榔煮黑枣食之，则虫泻下，然此消补并施法也。

须 发 早 白

气血衰则须发易白，每于此征年祚焉，余观《晋书》王彪之传云：年二十，须发皓白，时人谓之王白须，而官至光禄大夫，仪同三司，卒年七十三。此殆异禀，不可以常情测矣。又宋杜祁公衍，年过四十，须发尽白，卒年八十。

炳章按：少年勤学，及操劳过度，血气耗伤，则须发早白，此因营养不足，色素不荣须发，其白必干燥无光泽，若具有异禀，须发早白，其白如银丝而有光泽，必面现红色，声如洪钟，清而且长，所谓童颜鹤发，为长寿富贵之征，如晋王彪、宋杜祁公衍之类欤。

槜 李

嘉兴本槜李地，所产李，即以是为名，色红肉脆，而味绝鲜。吾郡果品，以此为最，惜不可多得。皮有爪痕，相传为西施所掐，此殆饰说耳，而文人赋槜李者必及之，如朱竹垞赋云：传诸故老，一事矜奇，遇入吴之西子，胭脂之汇舟移，经纤指之一掐，量心赏之在斯，何造物之工巧兮，化千亿于来兹，虽彼美之云亡兮。髣髴若或睹之。金学博介复诗云：此邦书越绝，彼美忆西施，指点痕如捻，流传事不疑。沈明径翼诗云：爪痕千古在，入市合输钱。皆指此也。

炳章按：槜李为嘉兴地名，亦为嘉兴特产嘉品，故前哲有槜李谱之辑，亦志其异而且珍也。

火浣布、凤首木、火油

凡物遇火则焚，而火浣布、凤首木等，独得火不焦，又火油得水焰弥盛，钱武肃王尝用以胜淮师。

自然气化

龙易骨，蛇易皮，麋鹿易角，蟹易螯，人则易齿，此自然之气化也。

炳章按：物理之变易，往往有难以常理解者，如鲨鱼变鹿，以鱼变兽，又如田鼠化为鴽，鹰化为鸠，腐草为萤，雀入大水为蛤，雉入大水为蜃。载在历书，皆非常人所可察也。

《中医经典文库》书目

一、基础篇

《内经知要》
《难经本义》
《伤寒贯珠集》
《伤寒来苏集》
《伤寒明理论》
《类证活人书》
《经方实验录》
《金匮要略心典》
《金匮方论衍义》
《温热经纬》
《温疫论》
《时病论》
《疫疹一得》
《伤寒温疫条辨》
《广温疫论》
《六因条辨》
《随息居重订霍乱论》
《濒湖脉学》
《诊家正眼》
《脉经》
《四诊抉微》
《察舌辨症新法》
《三指禅》
《脉贯》
《苍生司命》
《金匮要略广注》
《古今名医汇粹》
《医法圆通》

二、方药篇

《珍珠囊》
《珍珠囊补遗药性赋》
《本草备要》
《神农本草经》
《雷公炮炙论》
《本草纲目拾遗》
《汤液本草》
《本草经集注》
《药性赋白话解》
《药性歌括四百味》
《医方集解》
《汤头歌诀》
《济生方》
《医方考》
《世医得效方》
《串雅全书》
《肘后备急方》
《太平惠民和剂局方》
《普济本事方》
《古今名医方论》
《绛雪园古方选注》
《太医院秘藏丸散膏丹方剂》
《明清验方三百种》
《本草崇原》
《经方例释》
《经验良方全集》
《本经逢原》
《得配本草》
《鲁府禁方》
《雷公炮制药性解》
《本草新编》
《成方便读》

《药鉴》
《本草求真》
《医方选要》

三、临床篇

《脾胃论》
《血证论》
《素问玄机原病式》
《黄帝素问宣明论方》
《兰室秘藏》
《金匮翼》
《内外伤辨惑论》
《傅青主男科》
《症因脉治》
《理虚元鉴》
《医醇賸义》
《中风斠诠》
《阴证略例》
《素问病机气宜保命集》
《金匮钩玄》
《张聿青医案》
《洞天奥旨》
《外科精要》
《外科正宗》
《外科证治全生集》
《外治寿世方》
《外科选要》
《疡科心得集》
《伤科补要》
《刘涓子鬼遗方》
《外科理例》

《绛雪丹书》

《理瀹骈文》

《正体类要》

《仙授理伤续断方》

《妇人大全良方》

《济阴纲目》

《女科要旨》

《妇科玉尺》

《傅青主女科》

《陈素庵妇科补解》

《女科百问》

《女科经纶》

《小儿药证直诀》

《幼科发挥》

《幼科释谜》

《幼幼集成》

《颅囟经》

《活幼心书》

《审视瑶函》

《银海精微》

《秘传眼科龙木论》

《重楼玉钥》

《针灸大成》

《子午流注针经》

《针灸聚英》

《针灸甲乙经》

《证治针经》

《勉学堂针灸集成》

《厘正按摩要术》

《饮膳正要》

《遵生八笺》

《老老恒言》

《明医指掌》

《医学从众录》

《读医随笔》

《医灯续焰》

《急救广生集》

四、医论医话医案

《格致余论》

《临证指南医案》

《医学读书记》

《寓意草》

《医旨绪余》

《清代名医医案精华》

《局方发挥》

《医贯》

《医学源流论》

《古今医案按》

《医学真传》

《医经溯洄集》

《冷庐医话》

《西溪书屋夜话录》

《医学正传》

《三因极一病证方论》

《脉因证治》

《类证治裁》

《医碥》

《儒门事亲》

《卫生宝鉴》

《王孟英医案》

《齐氏医案》

《清代秘本医书四种》

《删补颐生微论》

《医理真传》

《王九峰医案》

《吴鞠通医案》

《柳选四家医案》

五、综合篇

《医学启源》

《医宗必读》

《医门法律》

《丹溪心法》

《秘传证治要诀及类方》

《万病回春》

《石室秘录》

《先醒斋医学广笔记》

《辨证录》

《兰台轨范》

《洁古家珍》

《此事难知》

《证治汇补》

《医林改错》

《古今医鉴》

《医学心悟》

《医学三字经》

《明医杂著》

《奉时旨要》

《医学答问》

《医学三信篇》

《医学研悦》

《医宗说约》

《不居集》

《吴中珍本医籍四种》